日本醫師的奇蹟面診法：教你由面相看疾病

真實案例照片

高血壓
心臟病
參照105頁

照片提供：三浦直樹

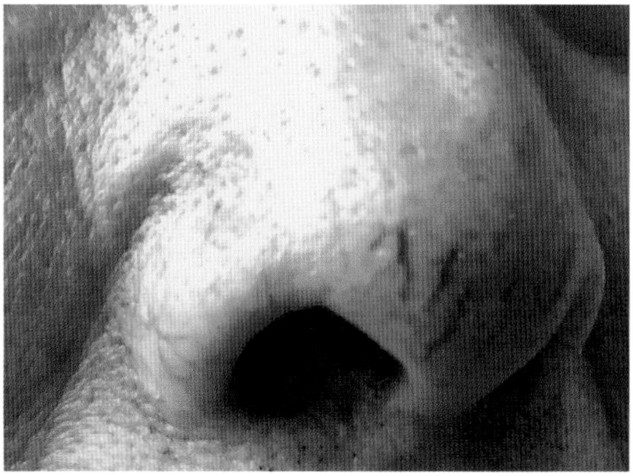

▲初診時。擴張的血管明顯浮現在鼻子表面，可能是心臟和循環系統的負荷增加所致。患者血壓偏高。

▼約兩個月後。透過自我照護和漢方藥物雙管齊下，鼻子微血管的瘀血已經減輕。油脂分泌量也減少了，身體感覺變得清爽。身體狀況有改善，血壓也下降，恢復正常。

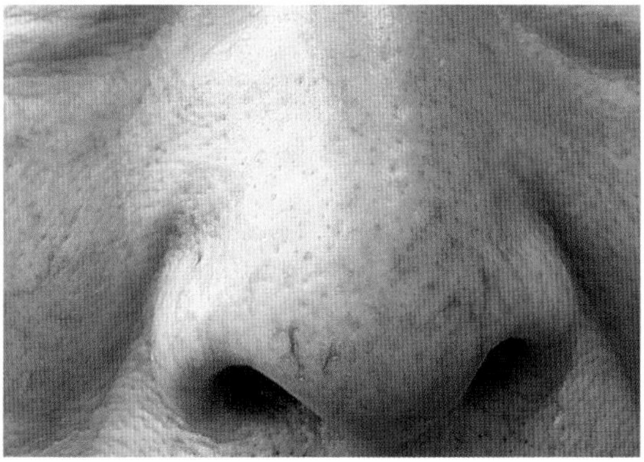

腦梗塞
腦出血
參照97頁

照片提供：杉本錬堂

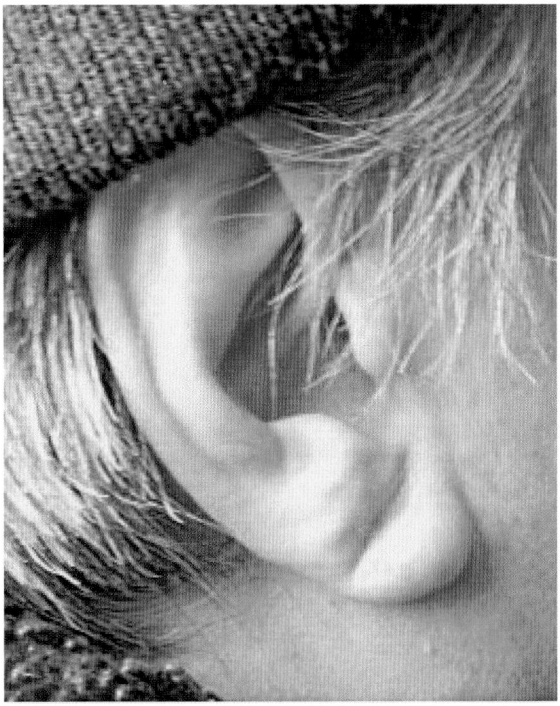

▲耳垂出現很深的紋路，有腦中風（腦梗塞、腦出血）危險。

血脂異常
參照182頁

照片提供：三浦直樹

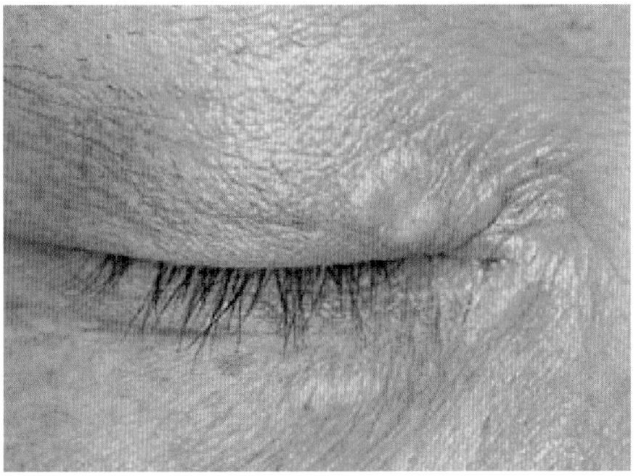

▲耳垂和眼睛下方出現黃色的脂肪粒。

腎結石
參照90頁

照片提供：杉本鍊堂

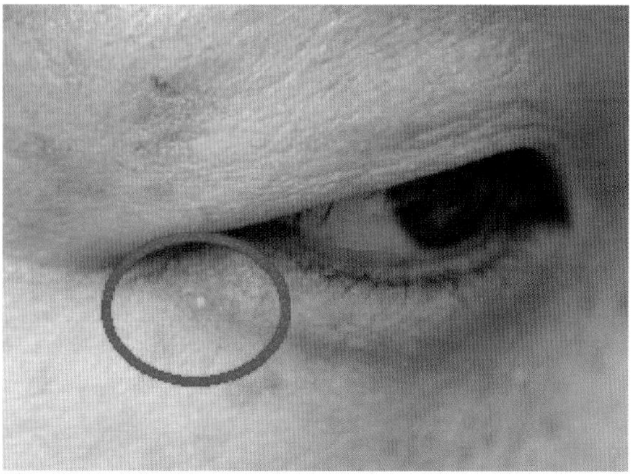

▲眼睛下方出現一顆小突起，表示可能長出一顆腎結石。

牙齒出現
異常
參照49頁

照片提供：杉本鍊堂

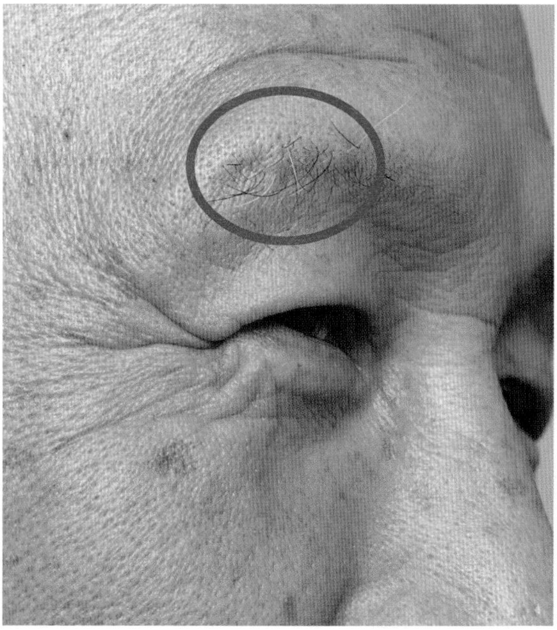

▲首先把眉毛從眉頭往眉尾的方向縱分為7等分，依序編為1號～7號。5～7號的位置若出現白眉，表示牙齒可能出現異常。

推薦文　　高津文美子

我向大家所推薦的臉部瑜珈，用意是藉由「有意識的」牽動平常動得「毫無意識」的臉部肌肉，以達到消除緊張和保持平穩表情的目的。臉部瑜珈的著力點是人體的表面。

臉部會透漏一個人生活的樣貌，而臉部的表情決定一個人給其他人的第一印象。我相信一個人如果放鬆原本僵硬的臉部肌肉，使表情變得平穩，那麼身邊的人對他的印象一定也大為改觀；當他與周遭的互動方式改變，人生也會隨之轉變，進而連整個社會都變得不同。

本書所介紹的天城流顏面診法（望診的一種），從臉部的不對稱、凹陷、腫脹等，判斷一個人的內臟狀態。簡言之，從眼睛、鼻子、嘴巴等狀態，可以掌握我們無法直接看到的內臟狀態。換句話說，只要知道每一種狀態的對應方法，就可以達到預防重大疾病的目的。大家可以永保身體健康，讓人生過得更有意義。

除了臉部瑜珈，再加上天城流的保健法；在兩者相輔相成之下，各位親身實踐後，不但會發現呼吸變得深沉，精神也顯得神清氣爽，連臉部的表情也瞬間變得截然不同。透過內外調理，我們的臉會變得判若兩人，甚至連人生也改變。我衷心期望有更多人成為面診法和臉部瑜珈的受益者，隨時隨地簡單進行，擁有健康美麗的人生。

最後容我再次提醒各位「改變你的臉，人生也跟著改變」Change your face, change your life.

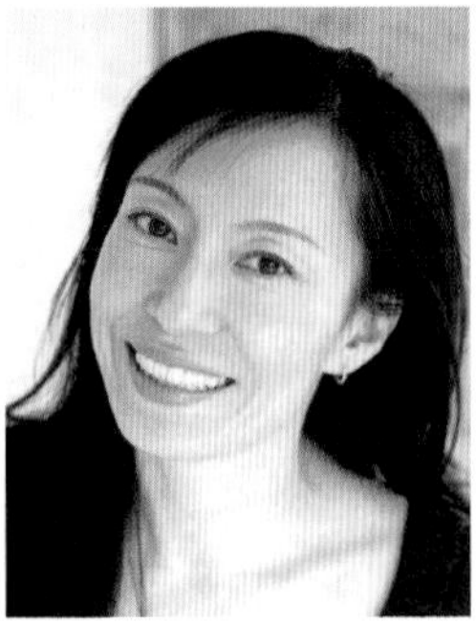

高津文美子（Takatsuhumiko）　曾在美國加州州立大學學習基本的人體骨骼、肌肉、因語言造成的臉部差異等，在2005年向世界開始提倡以臉部運動和瑜珈動作所組成的「臉部瑜珈」。並在《金Suma》《所羅門流》等許多日本電視節目登場，蔚為話題。2009年結婚後，將活動據點轉移到美國，目前透過網路向世界傳遞臉部瑜珈的訊息。加州州立大學文化人類學碩士。天城流湯治法指導者。網頁http://kaoyoga.com（日語）、http://faceyogamethod.com（英語）

日本醫師的奇蹟面診法

教你由面相看疾病

顔を見れば隠れた病気がわかる

醫療法人花音會
三浦診療所院長
三浦直樹 醫師 著

天城流湯治法創始者
杉本錬堂 協助

藍嘉楹 譯

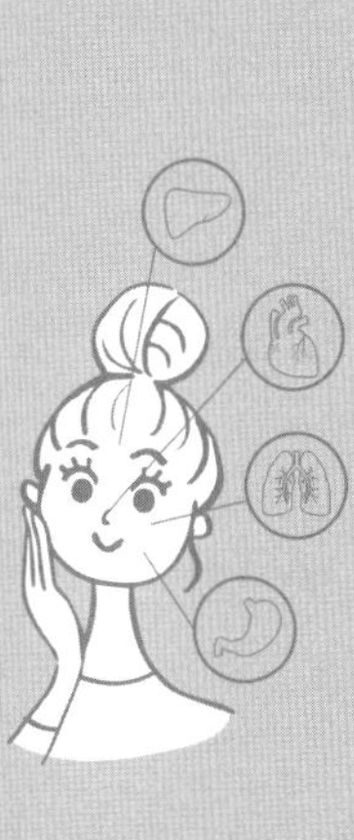

前言

在天城流湯治法創始者・杉本錬堂先生（以下簡稱為錬堂先生）的大力鼎助下，《日本醫師的奇蹟面診法：教你由面相看疾病》終於得以問世。

錬堂先生以特有的感性闡明身體的機制，是一位傳授如何與身體相處與保健方法的健康顧問兼指導者。他在二〇〇三年與二〇〇四年參與了政府指定的健康照護指導項目，以一般需要照護的人為對象，實踐他獨門的人體療法，創下讓近九成對象都降低照護需求度的成績。

錬堂先生獨家創立的「天城流湯治法」，基礎來自「自己的身體自己照顧」的信念。「天城流湯治法」分為從體型、走路方式、姿勢、手勢動作等判斷身體狀況的「望診法」和特別針對相貌、臉色、臉部的浮腫程度和整體對稱感等掌握內臟狀況，就可以了解目前內臟狀況的「面診法」；透過這樣的方法可以自行掌握目前的身體狀況。

追本溯源起來，望診法和面診法都是東洋醫學自古採用的診斷法之一；從前日本的醫師，也會仔細觀察患者的臉色和脈搏，並觸摸身體以診斷病情。

但是，目前的醫療主流已被血液檢查和影像診斷所取代，會仔細觀察患者身體的醫師也減少了。雖然把脈的習慣仍在，但唯一的目的是測量心跳次數。因為醫學院連從脈搏確認身體狀況的方法都沒有教。

為了掌握眼睛看不到的身體內部狀況，血液檢查的數據和X光、CT、MRI等影像檢測當然發揮很大的用途。但是，既然身為醫師，難道不應該在仰賴這些影像之前，先從眼睛看得到的部分，包括臉和脈搏、舌頭的狀態等，盡可能多收集資訊嗎？

出於上述考量，我在日常的診療中，都會確認患者的表情、姿勢、走路方式、說話方式，還有臉部、手、指甲、舌頭的狀態。直到現在，每位工作夥伴都能理解我的診療方針，但是我以前常常被不懂望診法的護理師斥責「醫師，請你好好看診！」因為他們覺得我只是在和病人聊天，根本沒在看診。其實，我從病人進入診間的那一瞬間，已開始仔細觀察病人的模樣。

我本身從二〇〇〇年開始學習望診法。我在學習的長壽飲食法（Macro-biotic基於日本的傳統飲食，以糙米為主食的飲食方式）也包含望診法的課程。接觸之後，我對望診法產生興趣，並且立刻將之導入日常的診療，結果發現其理論和病人實際身體狀況的吻合程度非常高。望診法目前對我的診療而言，已經成為確認患者狀態的重要支柱了。

從觀察臉部和身體推測一個人身體的病灶，除了可用來當作決定檢查項目的參考資料，對尋找已知疾病之外的衰弱部分也有幫助。在治療的過程中，望診法可以確認病人身體狀況的好轉、是否適用於現有的治療方式、藥物對身體的影響等。

除此之外，望診也可以成為提升患者對我的信賴的溝通工具。例如我看了患者的臉，主動詢問「你現在是不是有便秘的困擾？」「最近是不是睡得不太好？」、結果患者在吃驚之餘，也願意向我吐露他的困擾「是啊。老實說⋯」

二〇一四年我在熟人的介紹下認識了鍊堂先生，得知天城流湯治法也進行望診法的指導。天城流湯治法的望診法，由鍊堂先生發揮獨特的感性所引導而成，是原創性百分之百的理論。但是，其理論卻和我所學的望診法有許多共通處，讓我確信身體狀況和內臟器官的狀態，的確會依照一定的法則顯現在臉部和身體。

另一方面，天城流湯治法也有部分是我第一次接觸的理論，對我來說是新的發現。我試著將之與病人的症狀一一對照，結果更確認了鍊堂先生提倡的望診法是有效的，準確度也相當高。我現在都會把天城流湯治法的講義放在診療室，當作診療的參考。

天城流湯治法的優異之處在於，它不僅可能讓人掌握自身的身體狀況，如果發現病灶，也能夠藉由鍊堂先生自創的運動，進行自我保健。就臨床醫師的立場看來，其效果與速效性之佳，也出乎意料之外。

因此，在鍊堂先生的協助之下，我以天城流湯治法的做法為基礎，再加上我自身的知識與經驗，彙整了一套每個人都可以掌握自己身體狀況，以及自我保養身體的方法。望診法的觀察方式很多，包括從體型和姿勢、手勢動作、手腳、指甲和舌頭等，但本書把焦點集中在大多數的人應該每天都會從鏡子看到的「臉」，為各位介紹在望診法中，只看臉部也能掌握身體狀態的「面診法」。

肌膚出現腫脹、凹陷、變色等某些變化時，應該可以根據出現的部位，推測身體的哪個部分變得虛弱。在意疾病和症狀的人，可以從症狀和病名，預測臉上會出現什麼樣的徵兆。另外，本書也一併介紹發現身體不適的跡象時，正確的應對方法。我會依照每一種疾病和病名，詳細說明該配合哪些天城流湯治法的運動，以及我平常建議病人積極攝取的食物和保健方式、日常生活中的注意事項，請大家務必當作自我保健的方法實踐。

我從二〇一三年開辦「望診法講座」，每次幾乎都座無虛席，反應相當熱烈。在大阪舉行的場次，因為想參加講座的人太多，甚至還開了兩場。我從全國各地接到了邀請，走遍了東京、名古屋、岡山、福岡、熊本、鹿兒島。我們的學生已經超過了六百名。從需求的熱烈程度看來，我深深體驗到「大家果然都很關心自己的身體狀況」。

如果有愈來愈多的人關心自己的身體，隨時注意做好身體狀況的管理，我想預防疾病的效果也會隨之提高吧。

我認為醫師真正的工作是「讓醫師消失」。我會開辦望診法講座，正是希望能夠喚醒大家，不要把健康管理的工作交給醫師，而是由病人自己負責、自己確認。在演變成嚴重的疾病之前，能夠做好自我保健的工作。

每天早上照鏡子時，如果發現有變化產生，請提高警覺「是不是內臟變得虛弱？」、並積極攝取對某些器官有益的食物；如果對自己不良的生活習慣「心裡有數」，也請立刻改善。如果感覺身體有某個部位停滯不順暢，請多按摩該處。我相信光靠這些改變，就能大幅改善身體的狀況。

如果能在演變成重病之前發現，而且能夠自我調理，就不需要看醫師了。長久累積下來，對降低健保醫療費用的支出或多或少有些助益吧。更重要的是，永保健康，才能讓人的身心保持舒適愉快。

但是，我想請各位記住一件事，本書所介紹的面診法，終究只是為了避免釀成嚴重疾病，或者說能夠應付輕微階段的家庭保健法。即使可以在某種程度上從臉部出現的徵兆，推測身體的哪個部位變得虛弱，但這並不是「診斷」。已經明顯發病，需要診斷與治療的人，請務必前往醫療機構就醫。在經過自我護理，情況仍無改善的時候，也請立刻就醫，以免錯失及早處理的時機或做出錯誤的判斷。不要過度仰賴自己的知識，有需要時全心仰賴醫師的專業是非常重要的原則。

另外，看別人的臉，推測對方的健康狀態，對一般人而言是危險性很高的行為。尤其是不具醫療專業的人，任意指出某具體病名，甚至提出「你最好減少藥量」的建議等，都屬於違法的行為。即使不到這種地步，但只看別人的外表，就隨口進行各種推測，有時候會引起別人反感，甚至造成人際關係惡化。我雖身為醫師，私底下與人交往時，也絕對不會帶著這樣的眼光去觀察別人的臉。請各在運用面診法時，僅止於用在自我健康管理，或照顧身邊的家人。

我衷心希望透過本書，能夠讓更多人對自己的身體產生興趣。除此之外，為了能夠進一步掌握自己的身體狀況，學會如何自行保養自己的身體，也希望各位務必能好好利用本書。

三浦診所院長　三浦直樹　醫師

目錄

第3章 身體各種疾病的面診法及自我照護

第4章 一眼看穿心思的裏望診

第1章

何謂面診法？

面診法是自古流傳至今的診察法之一

東洋醫學分為望診、問診、聽診、切診四種診療法（簡稱為四診）。

望診是由視覺判斷病情的方法。

問診是從患者聽取診斷上必要的內容，判斷病情的方法。

聽診是從味道和聲音等使用鼻子和耳朵所得到的資訊，判斷病情的方法。

切診是直接觸摸患者的身體以判斷病情的方法。

本書所介紹的「面診法」，屬於看臉判斷病情的方法，所以包含於望診。除了從相貌、氣色、臉部浮腫程度了解一個人的健康狀態，也能從皮膚的腫脹和凹陷、一部分的顏色變化、痘子、黑斑、瘀青等，推測身體的狀況。

不僅限於東洋醫學，從外觀出現的變化診察身體狀況的方法，從以前就廣泛應用在世界各地的醫學。雖然無法得知具體時間是從何時開始，不過早從出生於西元前五世紀，被稱為「醫學之父」的希臘醫師希波克拉提斯的時代，似乎便已經存在了。

古時在東洋，僧侶曾是維持人們健康的得力助手；以面相把握一個人的性格與身體狀況的「如是法」，據說是佛教的祕法之一。

另外，我的診所所在的大阪，也是江戶時期中期的觀相學（以面相和手相占卜的學問）的權威．水野南北的出身地。

水野南北從小就是個行為非常頑劣的孩子，有一次當他被地痞流氓追趕時，據說有個會看面相的人告訴他「你的臉上出現死相」。為了擺脫死亡的命運，他逃進寺廟裡發願出家，結果住持向他提出條件「如果你能在半年內積德就收你為弟子」。從此之後，他開始只吃大麥與黃豆，實踐非常簡樸的飲食生活。沒想到過了半年，他又遇到上一次替他看面相的人，對方告訴他「你的死相已經消失了」，因而得以順利出家。

這件經歷讓水野南北從此對觀相學產生興趣；為了徹底研究，他曾經到理髮店當學徒以便研究人的頭部；也曾到澡堂打雜，藉由幫人沖洗背部的時候，分析人體的構造；甚至他也曾當過火葬場的工作人員，好利用機會調查人的體格和死因的關聯。他最後終於完成了嘔心瀝血的觀相學大作《南北相法》。後來他也廣收弟子，連大名（領主）也慕名前來向他請教，事業蒸蒸日上，在大阪的船場也蓋了多達六間倉庫。

如同上述，從人的相貌和體格，可以掌握各種資訊，其影響力甚至可左右其往後的運勢。因此古人也將之應用於占卜和醫學。

透過自己的眼睛、鼻子和耳朵進行診察的醫師目前幾乎已經絕跡。醫學系的課程也不包括望診法，所以，如果沒有接觸東洋醫學和阿育吠陀（印度的傳統醫學），我想大部分的醫師連該怎麼看也不得其門而入。

之所以有人會如此揶揄「最近的醫師只會看電腦畫面，連病人的臉都不看」，也是因為現在的醫師只仰賴檢查的數據作為判斷病情的基準。

血液檢查和影像檢查，對疾病的發現與確診能夠發揮很大的助益。但是從這些檢查發現異常時，已經是發病之後。如果希望在「未病」階段察覺，仔細觀察出現在臉部和身體的異常就顯得很重要。

我把替病人診察的房間稱為「諮詢室」。裡面只擺了沙發和桌子。因為連電腦都沒有，第一次看診的病人總是很驚訝。當然，如果有必要，我會把筆記型電腦拿過來使用。

取而代之的是，我首先會仔細觀察病人的表情、姿勢、走路方式、說話方式等整體的樣子，再確認臉、手、指甲、舌頭的狀態、脈搏，把這些無法光看檢查數據就能了解的身體狀態當作基本的診療項目。

這麼做可以得到額外的資訊。舉例而言，假設病人即使照了胃鏡也沒有發現異常，但如果我發現他的嘴角破了，我就會推測「這個人的胃可能不太好」，也會提醒對方在飲食上要特別注意胃部的保健，讓他在身體發生嚴重不適之前能夠提高警覺。即使病人仍然需要接受血液檢查和影像檢查，但如果先看臉部和身體，推測是身體的哪個部位不適，也方便用來判斷要接受何種檢查。

醫師的職責是綜合病人提供的所有資訊以診斷病情；望診是四項診療法之

一，而面診法是望診的一部份。所以，光靠面診法無法完全掌握身體的狀況。即使如此，如同我在第2章的介紹，光從臉部就可以得到大量的資訊。各位若能夠掌握面診法，我想一定能在未病的階段警覺到身體的不適，在維持健康方面派上用場。

另外，面診法雖然自古被廣泛運用於世界各地，但每位提倡者所提出的見解都各不相同。相貌和體質因人種而異，所以判斷方式難免會出現國情上的差異。即使同樣在日本，除了前述的水野南北，另外還有櫻澤如一提倡的長壽飲食、西勝造創始的西式健康法等。大家對望診法都有其獨特的看法，有些部分是英雄所見略同，但也有不同的部分。

本書介紹的是天城流湯治法的創始人杉本鍊堂已將之系統化的面診法。我平常在診療時也會導入鍊堂先生獨創的面診法，已確認他的理論相當吻合病人的身體狀況。請各位也務必好好看看自己的臉，把它當作日常身體保健的一環。

為什麼身體的不適會出現在臉上

不曉得各位是否聽過「碎形（Fractal）」這個英文單字。它的意思是細部會和整體一樣，展現同樣的形狀和性質，具備相似的性質。說得直白一點，就是「一部分可以表現全體，全體可表現一部分」。以身體而言，全身的狀態會從細微的一個部分展現出來。

舉例而言，耳朵的形狀就像胎兒頭下腳上的姿態，而且存在著與全身對應的反應點（參照61頁）。另外，現在也有所謂的「虹彩學（即虹膜，位於瞳孔周圍的圓盤膜狀物）」，這門學問以虹彩與全身息息相關的觀點為出發點，看眼睛來分析身體的健康狀態。另外，刺激腳底和手掌的反射區以調整全身健康狀態的反射區療法，也是以從部分看全身的碎形理論為基礎的健康法。指甲、牙齦和肛門，也會顯露全身的狀態。

同樣的，臉部也會呈現全身的狀態。將臉部與身體相關的關係加以系統化的學問就是「面診法」。就像反射區療法，只要看腳底就可了解全身的健康狀態一樣，只要掌握顏面診法斷面，也會很清楚身體哪裡發生不適。

反射區療法還有一點值得探究之處，那就是全身的狀態不僅會表現在局部，若刺激該部位，呈碎形結構的其它部位也會受到影響。

根據鍊堂先生的說法，手背、腳背、乳頭等處，都屬於碎部結構。感覺脖子僵硬時，轉動手背和腳背，還有捏住乳頭和乳暈轉動，可以改善脖子肌肉的僵硬。

另外，形狀相似的部位也屬於碎部結構；鍊堂先生曾說形狀和乳房相似的臉頰、後頭部、肩胛骨、臀部、手掌的金星丘（大拇指下方隆起的部分）、小腿肚、腳跟全部都互有關連。

即將在第3章為各位介紹的運動，也是基於碎部理論而生。

身體不適的警訊有依序出現的情形

身體不適時，第一階段發出的警訊首會出現在背部。不論左側或右側，例如總是固定用某隻一手提袋子，或在工作或運動時不斷重複某個動作、長時間保持同樣的姿勢看電視等生活習慣的養成，一旦造成身體的不平衡，肩胛骨周圍和背骨到腰部上方就會出現氣血滯留不通的情形，活動時會變得較不靈活。

另外，和器官位置對應的背部如果出現氣血滯留的情形，對心臟、胃、十二指腸、肝臟和腎臟等臟器都會造成影響。基於這一點，東洋醫學也流傳著「背部肌肉僵硬與否和健康息息有關」的說法。

但是，人看不到自己的背部，有些部位手也搆不著，所以即使出現身體不適的警訊也很難發現。絕大多數的情況都是渾然不覺，置之不理。

錯過出現在背部的警訊後，第二階段的警訊會出現在臉部、手掌和腳底。因為背部的氣滯血瘀，這時候的身體，左右和前後都出現失衡，演變成重心失去偏差的狀態。如此一來，僵硬的一邊會因收縮而隆起，肥大的一邊則因萎縮而下垂。這些都會反映在臉部的不對稱、手掌和腳底的變化。

身體在第一和第二階段發出的警訊，都是發生在我們的身體各處，平常不以為意的疼痛和不適。這種情況在日本稱為「不定愁訴（原因不明的不適症狀）」。也就是東洋醫學中的「未病」狀態吧。值得注意的是，這個階段尚未出現明顯的自覺症狀，所以大多數的人對第二階段的警訊也是置之不理。過了這個階段，器官、肌肉、骨骼會陸續產生疼痛等足以自覺的症狀。但到了此時，已經即將發展為「疾病」，需要療養和醫師的治療。

重要的是，即使我們在第一階段錯失了發現的機會，仍能在第二階段及時開始自我保健。只要在不定愁訴的階段進行適當保健，就能夠避免情況演變成重症；除了預防疾病產生，更可進一步恢復健康。

為了達到這個目的，因而發展出能夠在第二階段察覺出現在臉部的警訊的「面診法」。臉部和背部的差異在於，大多數的人幾乎每天都會照鏡子。請各位意識到自己的身體自己管理，並學習有關面診法的正確知識，確實掌握身體發出的警訊。

傾聽身體的聲音

如同前述「身體的不適，首先會出現在背部的氣滯血瘀」，大多數的身體不適，都是因為歪斜產生而妨礙能量的循環，導致氣滯血瘀。

滯流一旦產生，骨骼、肌肉、肌腱就會沾黏，或者變得僵硬，造成活動困難。天城流湯治法的出發點是利用舒緩肌肉僵硬的體療法，讓骨骼、肌肉、肌腱恢復動作自如，以促進停滯不進的血液、淋巴液、自律神經、氣（東洋醫學中所謂的生命能量）的循環，最後讓身體恢復原有的狀態。

另外，我心目中所謂的「健康身體」，必須符合以下幾個條件。包括能製造品質良好的血液，並使其順利循環、老舊廢物能夠確實排出體外。如果達不成上述情況，造成氣滯血瘀，身體就會出現各種不適的症狀。

為了製造品質良好的血液，除了攝取優質的飲食，盡量減少壓力的元兇—自由基的產生也很重要。確保血液循環的順暢，除了呼吸和運動，有時候也需要提升體溫等。另外，為了排出體內的廢物，糞便、尿液、呼吸、排汗這四項排泄系統也必須保持正常的運作。

天城流湯治法的身體哲學和我的治療方法的共通之處在於「只要消除身體的氣滯血瘀，恢復原本應有的狀態就能健康」。而且，這兩者提出的都是每個人可以獨立實踐的方法。「自己的身體自己治療」可說是我和鍊堂先生共同的口號。

除了重傷或骨折、罹患急病等需要立刻上醫院的情況之外，只要及早發現身體的不適，加以自我保養，大多能達到防止惡化或改善的效果。

即使已經到醫院就診，但與其仰賴醫師的治療，能夠自己做的治療效果更好。它不但可以和醫院的治療相輔相成，使治療提早見效，也有助預防疾病復發。

即使服用藥物或保健食品，但是血液混濁、循環不佳的情形若沒有得到改善，有效成分使很難送到患部。舉例而言，縱使服用了價值一萬元的保健食品，實際吸收進去的卻只有十元的效果，也是枉然。所以我經常提醒病人「為了提升藥效，請務必自己保養自己的身體」。

具體而言該怎麼做呢？

首先要做的第一件事，是和身體對話。

舉例而言，大家如果對著鏡子仔細端詳自己的臉，應該會發現兩側眉毛的高度不一樣，或者身體有哪個部位特別出力。這表示即使本人渾然不覺，但是身體已經產生不適或疼痛。

有些人睡覺的時候固定朝某邊側躺；如果坐著時有翹腳的習慣，固定會將左腳或右腳疊在另一腳上。這也代表身體有哪處出現失衡，因此下意識的想去彌補身體的不適。

換言之，即使自己不知道，但身體都一清二楚。

內心承受的壓力，有時會反映在器官的不適。例如肝臟不適的人，通常是心懷憤怒；喉嚨不適的人，可能常被迫接受不合理的條件；便祕的人，可能帶著不為人知的煩惱，或者是肛門周邊即將釀成疾病。看到這裡，大家是否心裡有數呢？

幾年前我為了擴充診所的業務而高額貸款，那時我的眼睛周圍長出小顆的疣狀物。以面診法來看，這是腎結石的徵兆。腎臟的不適，據說反映的是人內心的恐懼。高額貸款的壓力以及對未來的不安與恐懼，果然沒有逃過身體的法眼，因而發出警訊。等到我順利還完貸款，診所的業務也步上軌道，眼睛周圍的疣狀物也自動消失了。

身體不只會發出警訊，也會發揮某些機能以督促當事人「改善身體的狀況」。東洋醫學認為「症狀即治療」，比方說發燒就是為了治癒身體惡化的部分所產生的反應。換言之，「疾病＝惡」的觀念並非正確，症狀也可能是為了改善身體狀況的自然反應。

只要順從身體的聲音和反應，進行適當的處理，身體自然會恢復原本的健康狀態。為了掌握身體的訴求，了解自己該怎麼做才能恢復原本的狀態，重要的是平常就要留意身體的變化，知道身體的好惡。例如「這麼吃身體會不舒服」「睡眠不足會有什麼變化」「如果勉強自己，會發生什麼事」。這樣的資訊收集得愈完整，就可以製作出一本為自己量身打造的「使用說明」。等到身體下次發出警訊時，就可以在第一時間察覺，並把錯誤矯正過來，讓身體恢復最完整的狀態。

為了迅速掌握身體發出的警訊，對著鏡子端詳自己的臉也是每天的例行公事之一。到神社參拜時，我想大家都看過供奉在正門內部的鏡子，意思是「神就在你心裡」。只要照鏡子，就能從裡面找到答案。自己的身體哪裡出了問題，又該如何治療，並非醫師的責任，而是應該由自己傾聽身體的聲音，從自己的內在找出正確的解答。

面診法正是為了與身體對話而存在的一項重要工具。

第2章

臉部各區自我檢查法

首先確認臉部的左右差異

接下來為各位說明「面診法」的「檢查法」。

首先對照臉部的左右兩側，尋找兩側的差異解讀身體的變化。請看看是否有哪一側的位置比較高，哪一側比較低。以及是否呈現不自然的腫脹或凹陷等等。

第一要確認臉的左右兩側高度是否不一樣。如果有，就可以推測可能是身體的某個部位發生不適。

具體的檢查法如下：

①站在鏡子前，抬頭挺胸。首先比較左右兩肩的長度。

②接著確認肩膀較短一側的臉，位置比另一側高或低。

肩膀往上隆起的一側屬於「僵硬類」異常，下垂的話可能是「肥大・發炎類」異常。以症狀來說，**腦梗塞、心肌梗塞、腎結石、便祕是僵硬類的症狀。腦出血、心臟肥大、肝炎、腹瀉是肥大・發炎的症狀。**

左右高低的檢查法

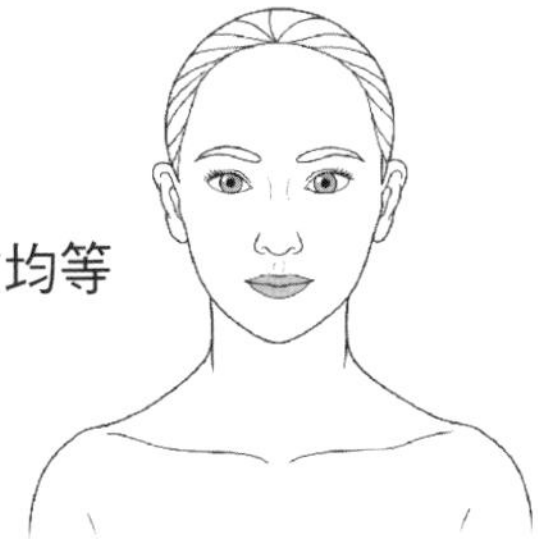

左右均等

1	在鏡子前面站直，比較左右兩肩的長度。
2	確認肩膀較短一側的臉，位置比另一側高還是低。

肩膀較短的一側，可能有下列異常產生。

❶左肩短而左臉上提↓左側臟器出現僵硬類的異常↓有可能是腦梗塞、心肌梗塞、腎結石、便祕等。

❷左肩短而左臉下垂↓左側的臟器出現肥大．發炎類的異常↓可能是腦出血、心臟肥大、腹瀉等。

❸右肩短而右臉上提↓右側臟器出現僵硬類的異常。

❹右肩短而右臉下垂↓右側的臟器出現肥大、發炎類的異常。

人體左側是心臟、胃、大腸（結腸）等。右側有肝臟、十二指腸、直腸、肛門等。腎臟、肺、腦位於左右兩方。

另外，從左右對稱區域的大小、色澤變化也能察覺是左右兩側的哪一側出現異常。例如左眼小於右眼，表示左側的骨骼、肌肉、器官等可能出現氣滯血瘀的情形。如果置之不理，除了左側會引起腰痛、膝蓋疼痛，位於左側的臟器也會出現機能減退。

確認左右臉的差異和姿勢（肩膀左側較短）

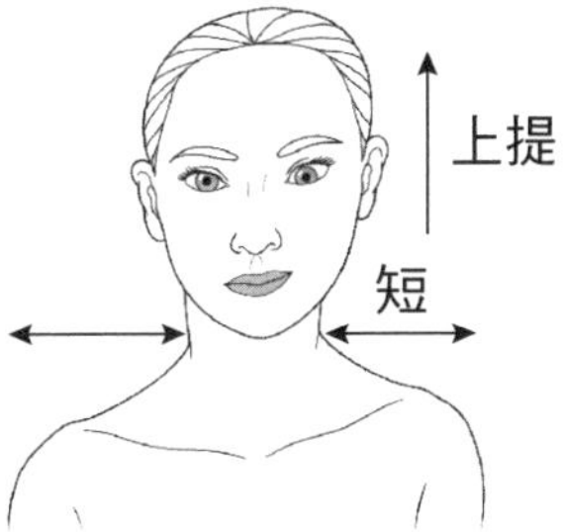

1 左肩短而左臉位置較高→左側的臟器可能出現僵硬類的異常有可能是腦梗塞、腎結石、便泌等。

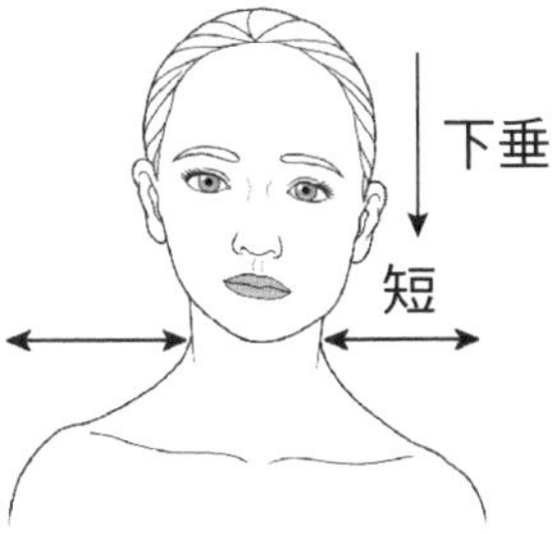

2 左肩短而左臉位置較低→左側的臟器出現肥大・發炎類的異常有可能是腦出血、心臟肥大、腹瀉等。

確認左右臉部的差異和姿勢（肩膀的右側較短）

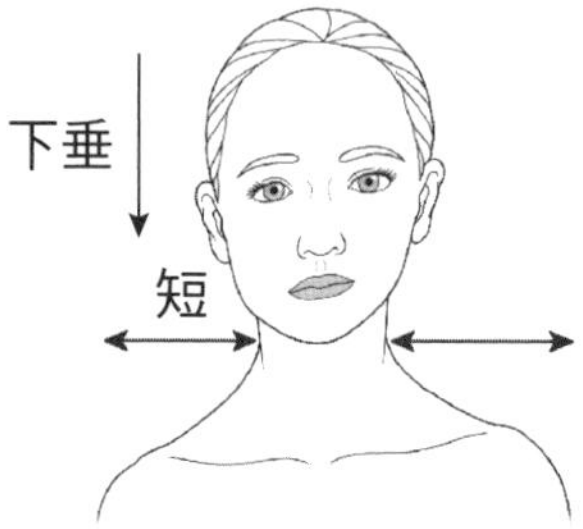

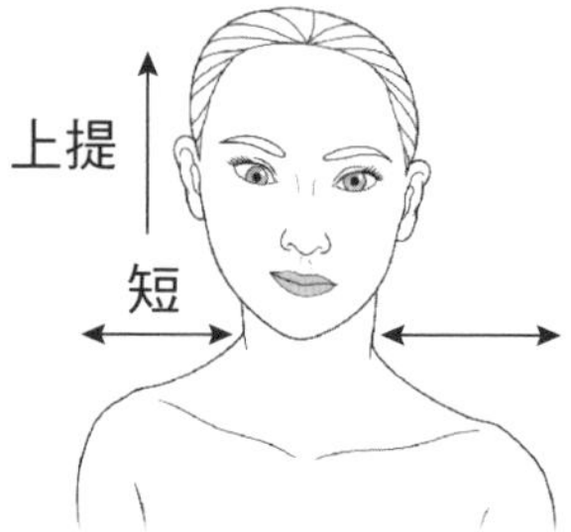

4 右肩短而右臉下垂→右側的臟器出現肥大、發炎類的異常→可能是腦出血、肝炎、十二指腸潰瘍等

3 右肩短而左臉上提→右側臟器出現僵硬類的異常→有可能是腦梗塞、肝硬化、腎結石等

其他可辨識的臉部左右差異

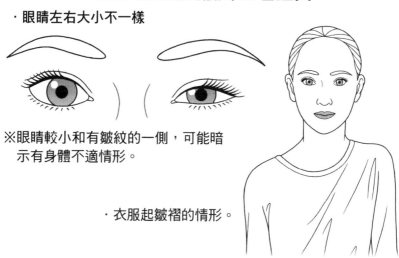

·眼睛左右大小不一樣

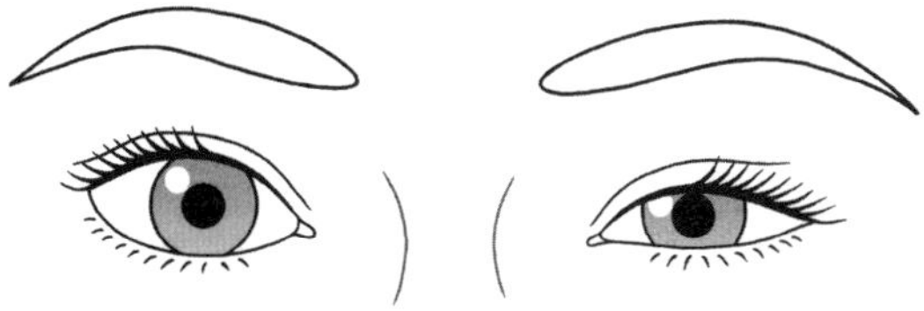

※眼睛較小和有皺紋的一側，可能暗示有身體不適情形。

·衣服起皺褶的情形。

如果出現彎曲、暗沉、不自然的腫脹或凹陷也一樣。出現異常的骨骼、肌肉、器官一旦出現氣滯血瘀，該處就可能產生不適。

左右之所以會呈現不對稱，原因在於身體只要出現問題，發生問題的部位就會不自覺的收縮。就像感覺疼痛時，我們會不自主的用力，將身體縮起。身體的內部一旦問題發生，即使自己毫無感覺，但潛意識還是會感受到疼痛與不舒服，使問題發生的部位收縮。看看衣服就不難明白了。身體的左右任一側只要收縮，收縮側一定會產生皺褶，就像拉扯衣服會產生皺褶是一樣的道理。

新長出來的痘子、斑點、痣是身體異常的徵兆

除了左右兩側的差異，從臉上長出的痘子、斑點、痣等異物，可以解讀身體哪裡出狀況。重點在於注意變化，例如和平常相比，甚至和昨天相比的差異。在臉上找到原本沒有的痘子、斑點、痣，有可能是體內出現變化所致。

現在人手一台智慧型手機，拍照變得方便又容易，若養成每天自拍臉部的習

慣，應該很容易發現臉部的變化。

我們可以依照痘子、斑點、痣的色澤變化，推測身體出現何種異常。

・紅色代表心臟與循環機能、肺部和呼吸機能、神經系統的異常。

・黃色代表肝臟與膽囊的膽汁機能、胰臟、腎臟和排泄機能的異常。

・紫色代表腸與消化機能、神經、生殖和荷爾蒙的異常。

・白色代表神經過敏、肝臟、膽囊、尤其是胰臟與淋巴的異常。

・藍色代表肝臟機能障礙、胰臟和脾臟的機能異常。

・茶色代表腸與消化機能、腎臟與排泄機能的異常。

・暗沉的顏色是腸與消化機能、腎臟與排泄機能、生殖和荷爾蒙的異常。

上述變化受到飲食生活的影響很大，所以改善飲食內容，有時可以讓痘子、斑點、痣的顏色變淡，甚至消失。

當然，靠著飲食內容的調整，不一定能夠完全改善。自己調養之後，如果還是不見改善或者已經出現明顯的疾病症狀，甚至懷疑可能罹患了重大疾病時，請

從臉上的痘子、斑點、痣得知的異常與飲食習慣

紅色	心臟與循環機能、肺部和呼吸機能、神經的異常	水分、水果、酒精、砂糖等甜食、辛香料等刺激性食品攝取過量
黃色	肝臟與膽囊的膽汁機能、胰臟、腎臟和排泄機能的異常	肉、蛋、魚貝類、鹽分與礦物質、紅蘿蔔、南瓜等攝取過量
紫色	腸與消化機能、神經、生殖和內分泌系統的異常	水果和果汁、砂糖等甜食、藥物、化學物質攝取過量
白色	神經過敏、肝臟、膽囊、尤其是胰臟與淋巴系統的異常	含有乳製品的高脂動物性質品、鹽分和礦物質攝取過量
藍色	肝臟機能障礙、胰臟和脾臟的機能異常	動物性食品、鹽分、砂糖等甜食、酒精、刺激性食品、碳水化合物攝取過量
茶色	腸與消化機能、腎臟與排泄機能的異常	蛋白質與脂肪含量高的食品、砂糖等甜食、水果和果汁攝取過量
暗沉的顏色	腎臟與排泄機能、腸與消化機能、生殖和內分泌系統的異常	砂糖等甜食、水果和果汁、藥物、化學物質攝取過量

儘速就醫檢查。

我們可以從痘子、斑點、痣的顏色，推測飲食內容可能出了什麼問題。

紅色：水分、水果、酒精、砂糖等甜食、辛香料等刺激性食品攝取過量。

黃色：肉、蛋、魚貝類、鹽分與礦物質、紅蘿蔔、南瓜等攝取過量。

紫色：水果和果汁、砂糖等甜食、藥物、化學物質攝取過量。

白色：含有乳製品的高脂動物性質品、鹽分和礦物質攝取過量。

藍色：動物性食品、鹽分、砂糖等甜食、酒精、刺激性食品、碳水化合物攝取過量。

茶色：蛋白質與脂肪含量高的食品、砂糖等甜食、水果和果汁攝取過量。

暗沉的顏色：砂糖等甜食、水果和果汁、藥物、化學物質攝取過量。

另外，出現在臉上的黑斑或斑點，如果呈現清楚的外框輪廓，表示並非罹患重症。大多自我調養就能改善。

但如果輪廓並不明顯，而是似乎有無數小點叢生的片狀黑斑或斑點，為了保

臉部與器官的對應關係

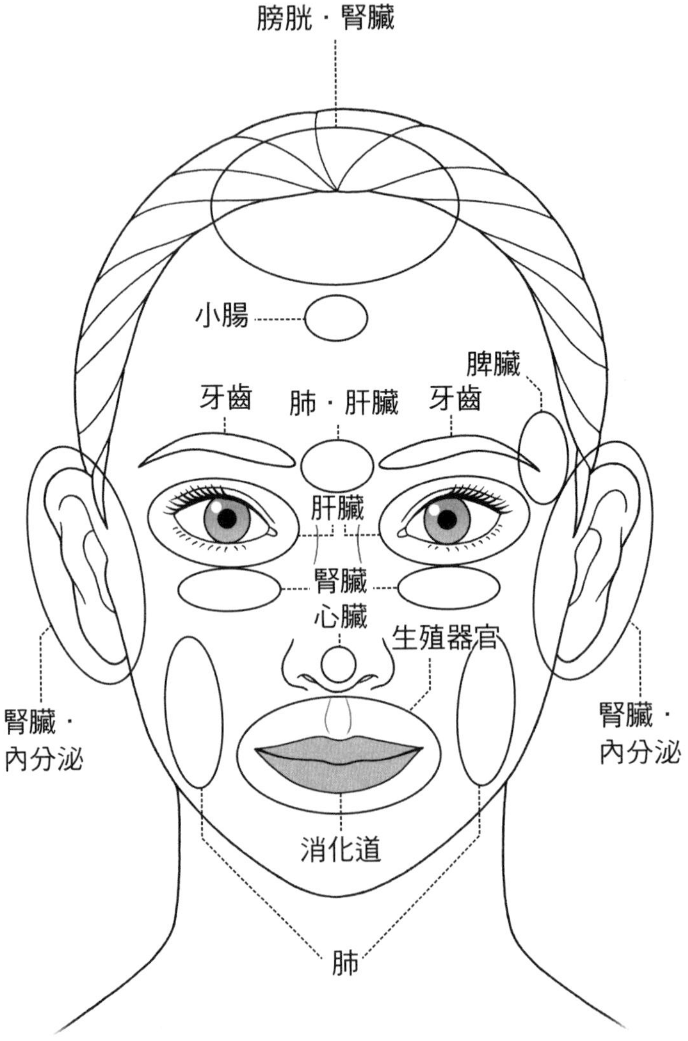
膀胱・腎臟
小腸
脾臟
牙齒
肺・肝臟
牙齒
肝臟
腎臟
心臟
生殖器官
腎臟・
內分泌
腎臟・
內分泌
消化道
肺

險起見，最好還是就醫檢查。

臉部各區與器官的對應關係

除了前述的出現在臉部左右兩側的各種變化，再進一步比對出現的位置，可以更清楚掌握身體的異常。

頭頂部是腎臟與膀胱、額頭是小腸、眉間和眼睛是肝臟、眼睛下方是腎臟、鼻子是心臟、鼻樑正中央是胰臟、眉間和臉頰是肺部、嘴唇是胃與腸、嘴巴周圍是生殖器官、耳朵是內分泌系統。

出現在臉部各區域的色澤變化、彎曲、暗沉、腫脹或凹陷、痘子、斑點、痣等，暗示著對應臉部某區域的器官已出現不適（參照右圖）。

接下來我會說明詳細的解讀方式，但提醒各位一點，為了避免以面診法確認自身的狀況時有遺漏的情形，建議依序從頭頂部↓額頭↓眉間↓眼睛↓鼻子↓臉頰↓朵↓嘴巴，也就是從上往下逐一檢查。

臉部各區的面診法

接下來為各位解說臉部各區所標示的身體狀態與出現的疾病徵兆。

由上往下依序檢查時，只要閱讀針對出現變化的部位的解說，應該可以讓各位多少有個概念，知道是哪些疾病的徵兆。

頭頂部

頭頂部（尤其是髮際）和腎臟與膀胱的機能有關。

腎臟的功能之一是以尿液的型態排出身體的老舊廢物。用手指壓頭頂部時，如果會覺得疼痛，或者偏頭痛發作時，頭頂部一帶會感覺劇痛，可能代表腎臟的機能低落，導致身體的排水功能不佳，連膀胱也產生異常。有可能罹患的疾病包括手腳冰冷、漏尿、膀胱炎、尿道結石、腎結石等。

另外，這裡所指的腎臟包含分泌荷爾蒙的腎上腺。當腎臟機能減退，內分泌也會出現異常。髮際的髮量變少，或許意味著腎臟功能下降，男性荷爾蒙的分泌量也減少了。

膀胱和內分泌的問題反映在嘴角一帶。腎臟本身產生腎結石等問題時，眼睛下方有時也會出現異常，建議同時仔細確認。

額頭

額頭與小腸相關。額頭一壓如果會痛，或者出現顏色和周圍不一樣、長出黑斑或痘子等變化，都是小腸變弱的徵兆。

小腸變得虛弱的原因是咀嚼不足。吃進去的食物如果沒有充分咀嚼就吞下，會造成小腸的負擔，導致便秘或拉肚子等排泄不順、胃下垂等。

不僅如此，腸子如果不健康，免疫力（戰勝疾病的力量）會跟著下降，甚至誘發過敏和自體免疫疾病。從口吃進去的食物被小腸的絨毛細胞直接吸收後會成為血液，換言之，小腸如果沒有充分發揮機能，就無法製造出品質優良的血液，

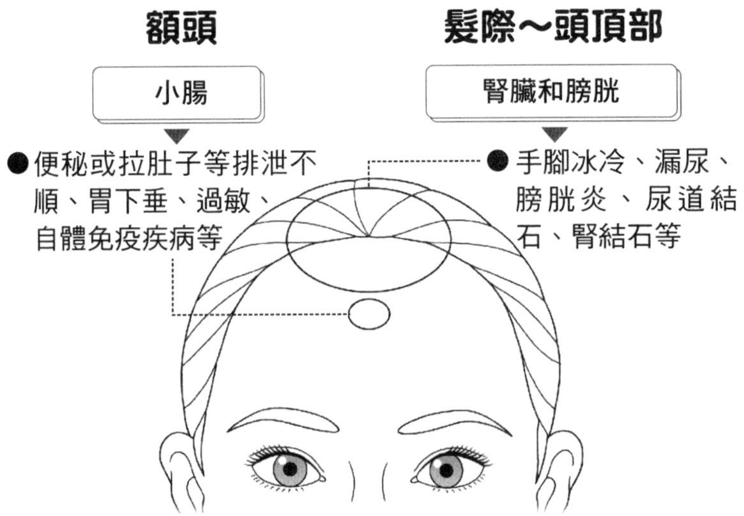
額頭
小腸
●便秘或拉肚子等排泄不順、胃下垂、過敏、自體免疫疾病等
髮際～頭頂部
腎臟和膀胱
●手腳冰冷、漏尿、膀胱炎、尿道結石、腎結石等

進而化為所有疾病的根源。所以請務必檢查額頭是否出現異狀。

除了額頭，下唇的右側也會反映出小腸的狀態。

眉間

兩道眉毛之間若長出橫向的紋路，有可能是肺部機能減退。除此之外，出現在眉間的變化，主要反映的是肝臟的狀態。

眉間若長出縱向的紋路，表示肝臟也可能長出縱向的紋路。這意味著肝臟因為負擔過重而導致肝臟機能衰退。肝功能一衰退，表示血液無法充分得到淨化，在體內循環的都是混濁的血液。如此一來會造成心情焦慮不安，連眉間的紋路也變得更深。眉間的紋路變得愈多或愈深，表示肝臟也變得愈硬。

如果沒有心神不寧，也沒有做激烈運動，卻發現眉間發紅，代表可能罹患了肝炎。主要原因是飲酒過量和刺激性食品攝取過量。但肝臟也可能因為骨骼歪斜而受到壓迫。

眉間

肺和肝臟

橫紋

▼

●肺部功能下降

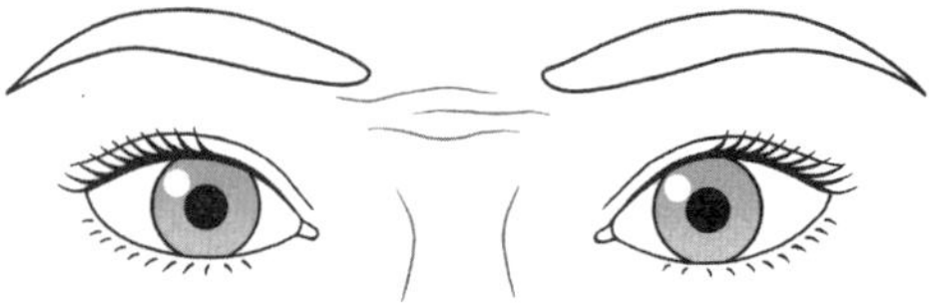

直紋

▼

●肝功能下降

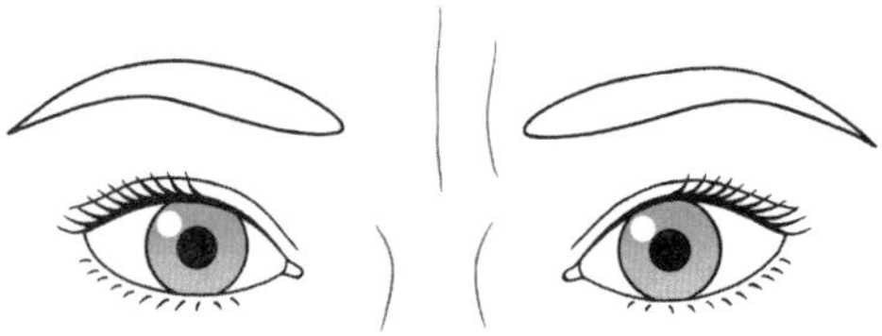

發紅

▼

●肝炎的徵兆

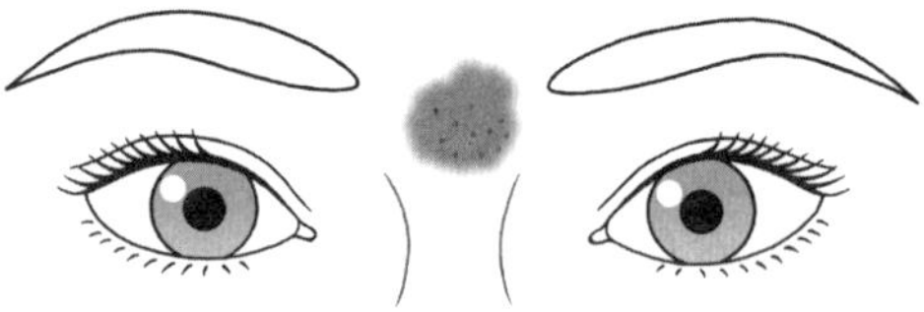

中間腫脹

▼

●肝臟肥大或
脂肪肝

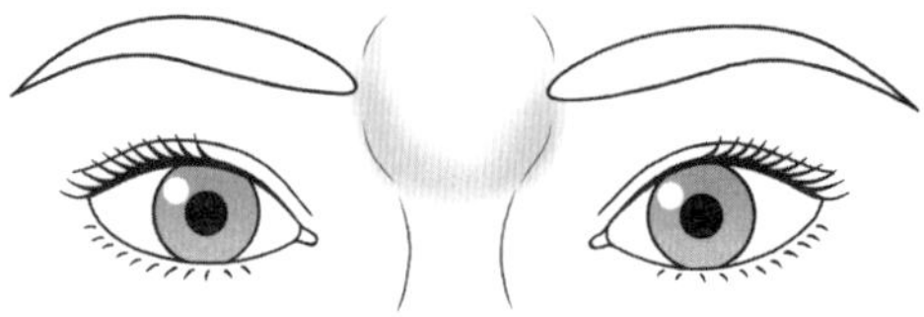

**右側有紋路
和腫起**

▼

●糖尿病的徵兆

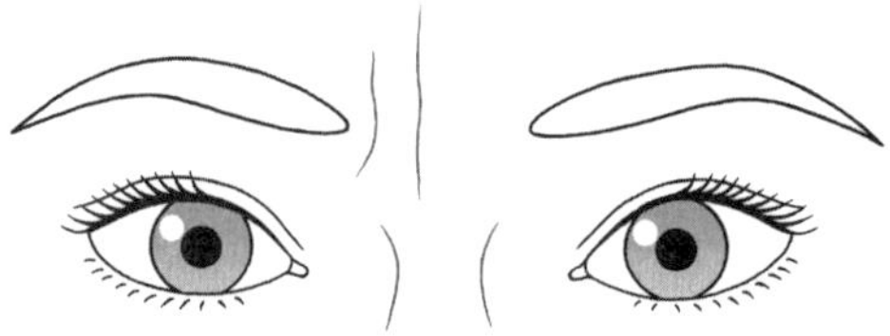

如果發現眉間腫起來，可能是肝臟肥大或脂肪肝。原因和攝取過量的甜食和動物性蛋白質有關，所以徵兆還包括中性脂肪過高的血脂異常。中性脂肪高的人，上眼皮和下眼皮有時候也會長出黃色的脂肪粒。

特別要注意的是，如果腫起或紋路出現在右側眉毛，有可能是糖尿病的徵兆。分辨的難度有點高，但還是要提醒大家請仔細檢查。

另外，肝臟的狀態也會反映在眼睛。詳細解說請參照「眼睛」（參照50頁）。

眉毛

眉毛有時候也會反映牙齒的問題。首先把眉毛分為七等分，從最內側往外依序分為1～7段，其中以5～7段尤其會反映出牙齒的狀況。舉例而言，如果有缺牙，與牙齒對應的位置的眉毛會比較稀疏。牙齒化膿時，與其對應的位置的眉毛會發白（參照彩頁第3頁）。

鍊堂先生認為大多數的顏面神經痛源自牙根化膿。飽受顏面神經痛之苦的人，最好請仔細檢查自己的眉毛。或許是牙齒出現異常的警訊。總之，飽受顏面神經痛之困擾的人，最好到牙科檢查。

長壽飲食法（以日本的傳統飲食為基礎，以糙米為主食的飲食法）的望診法中，把眉毛視為生命力的象徵。長眉毛是長壽的象徵，眉毛的粗細和濃度，與生命力的強度成正比。眉毛變細或變短的時候，表示精神或身體出現了某些變化，必須特別注意。

眼睛

正如俗話所說「眼睛是靈魂之窗」，光從眼睛就可以了解一個人的全部，包括身心等各方面的狀態。藉由觀察虹彩（即虹膜，位於瞳孔周圍的圓盤膜狀物）以掌握身心狀態的「虹彩學」已經成為正式的診斷法。

另外，眼白的部分也對應身體的許多部位，所以也發展出從眼白的顏色和斑

眉毛

牙齒

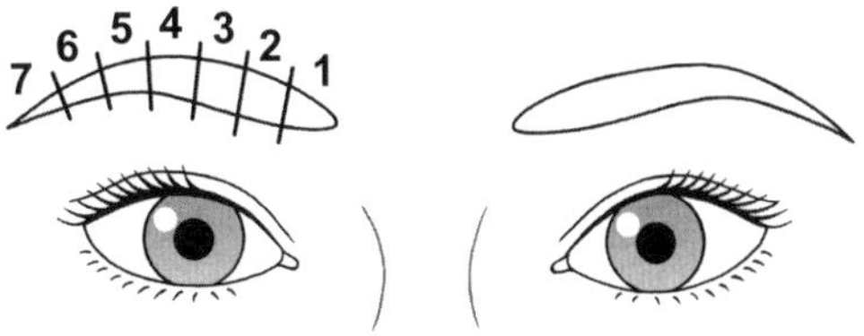

分成1～7。

▼

●5～7反映出
牙齒的問題。

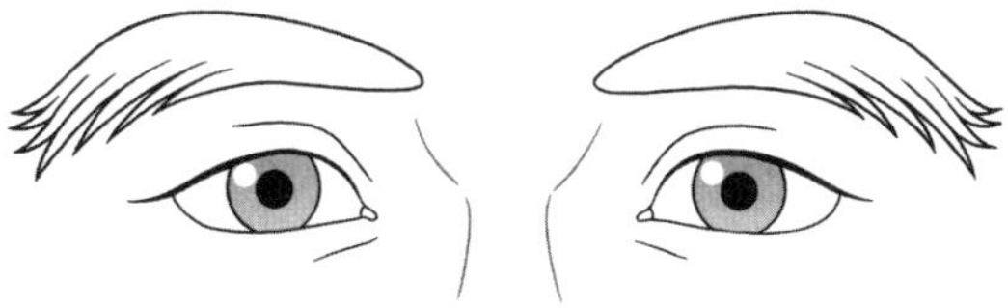

長眉毛

▼

●長壽

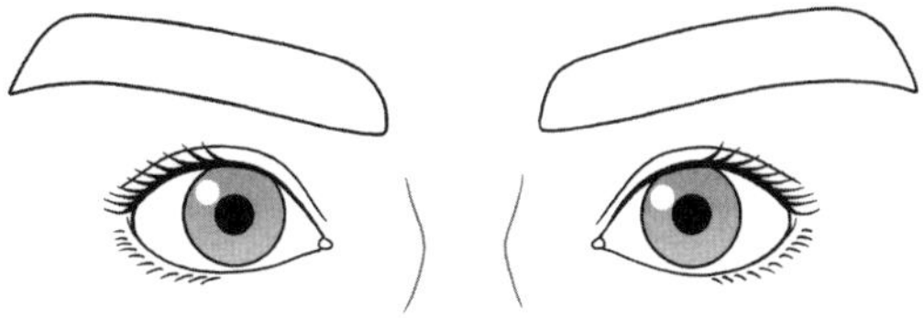

粗眉毛
濃密的眉毛

▼

●生命力旺盛

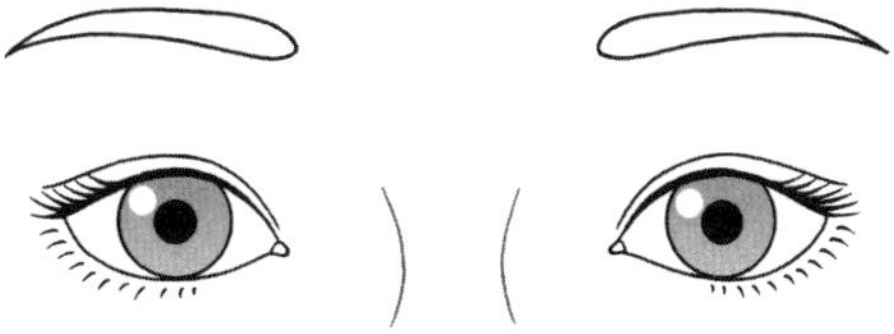

變細或變短

▼

●表示可能出現
某些變化

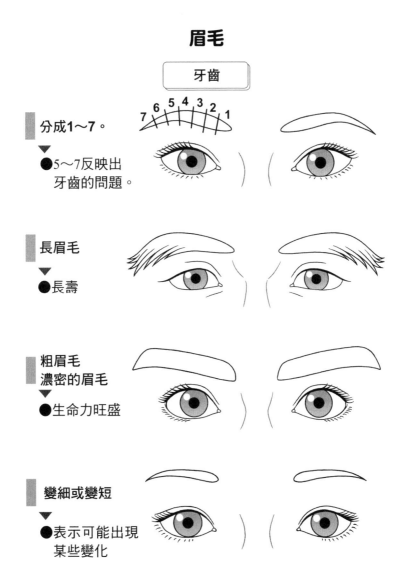

眼睛

肝臟

眼眶發紅

▼

●急性肝臟功能障礙

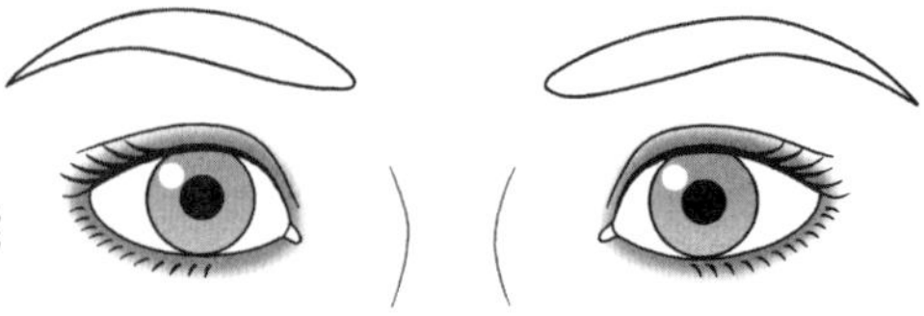

容易流眼油

▼

●肝功能下降

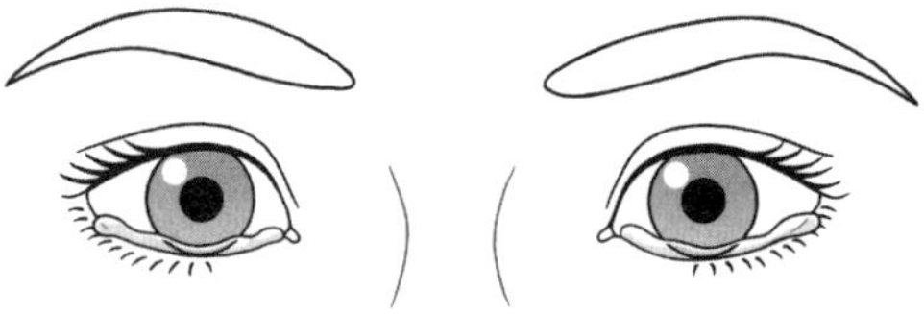

眼白整體發黃

▼

●黃疸

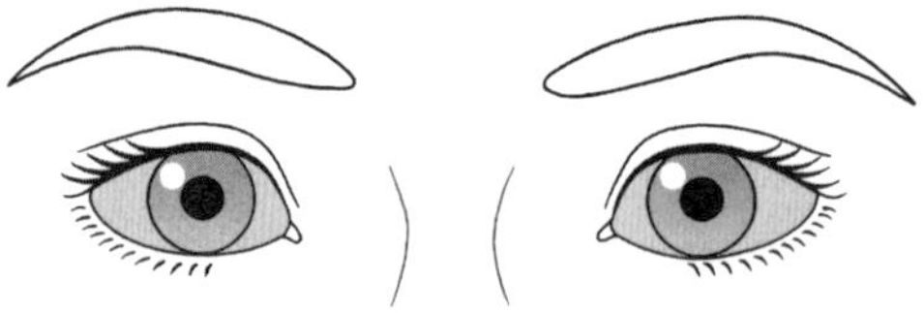

眼瞼出現黃色的脂肪粒

▼

●中性脂肪過高

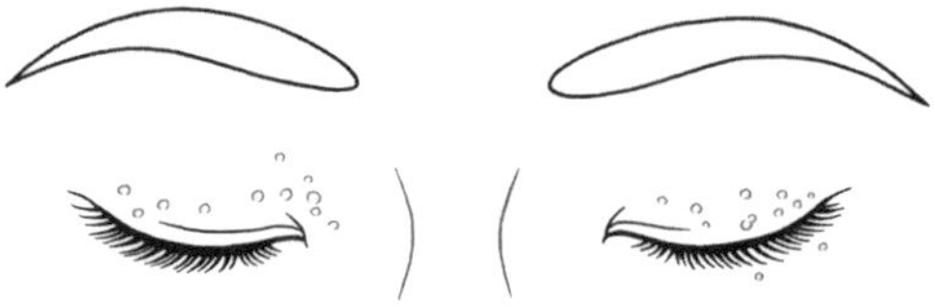

眼屎多

▼

●乳製品攝取過量

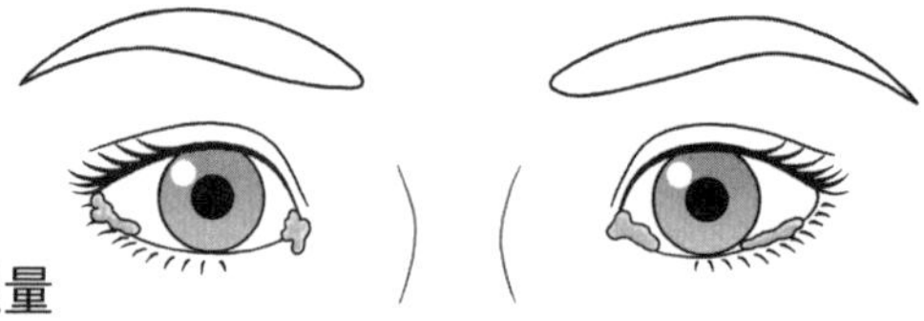

點推測身體何處出現異常的方法。不過，本書的重點是「面診法」，所以介紹的是出現在眼睛的徵兆。

面診法把眼睛視為和眉間一樣，同樣是反映出肝臟狀態的部位。發生急性肝功能障礙時，眼眶會發紅。按壓右眼球斜上方時，如果感覺疼痛，表示肝臟可能承受了沉重的負擔，引發某種障礙。（按壓眼球時輕壓即可，不可用力到導致視線模糊的程度）。容易流眼油的人，可能是肝功能下降。

眼白整體發黃時，表示肝臟的惡化狀態已經很嚴重了。眼睛的血液．淋巴液循環變差，會導致黃疸出現。與其說是徵兆，毋寧表示病情已惡化到相當嚴重的程度，事實上，出現黃疸的人，幾乎都已到醫院接受治療。

另外如同前述，在眉間的章節已經提過，上眼瞼和下眼瞼若出現黃色的脂肪粒，可能是中性脂肪過高，原因是油脂、砂糖、蛋、乳製品攝取過量。眼屎多的原因也是乳製品攝取過量。長出痘子和眼屎，是身體為了排除攝取過量的食物成分所採取的方式。

眼睛下方

眼睛下方對應的區域是腎臟。

飲酒過量、養成深夜進食的習慣等，會增加腎臟的負擔，妨礙代謝的順暢，造成眼睛下方浮腫。換言之，眼袋浮腫、鬆弛的現象，是腎臟不堪負荷的徵兆。也可能是腎臟肥大的前兆。除了飲酒和吃宵夜的習慣，對專門解毒的腎臟而言，若攝取過量的化學物質，也會使其增加沉重的負擔。

眼睛下方的眼袋，表示腎臟失去活力程度。一般而言，人體在早上10點～下午2點是「消化的時間」，晚上10點～凌晨2點是「代謝的時間」。若要維持正常的身體機能運作，我們應該在消化的時間進食，讓腸胃在代謝的時間淨空、就寢。如果擾亂了正確的作息時間，常常在代謝的時間進食，消化的時間睡覺，會加重腎臟的負擔，使僵化的程度日益嚴重。另外，化學物質和藥物過量累積於體內，還有過度的性行為，也會造成眼袋變得明顯。

眼角下方若長出小痘子，表示有腎結石的可能。有2個小痘子表示可能有兩顆腎結石，有3粒表示可能有3顆腎結石。另外，如果痘子的顏色偏白，表示是鈣結石，如果發綠可能是脂肪類結石。

此外，在眼睛正下方出現的小肉芽是脂肪粒。成形的原因大多是乳製品攝取過量。

按壓眼睛下方會痛的人，可能是精神壓力太大。若只能隱藏真心，戴上假面具與人交往，對精神會產生很大的壓力。這種情況很常出現在從事服務業的人，因為工作性質使然，他們必須壓抑自己的心情，討好對方。強顏歡笑會使臉部變得僵硬，後遺症就會反映在眼睛下方的疼痛。

如果置之不理，連與眼睛下方對應的腎臟也會遭受波及，承受沉重的負擔。腎臟的負擔變大，腎臟所在處的後背臀部上方會跟著變得僵硬，最後造成腰痛。

眼睛下方

腎臟

眼睛下方腫脹鬆弛

▼

●腎臟肥大的徵兆

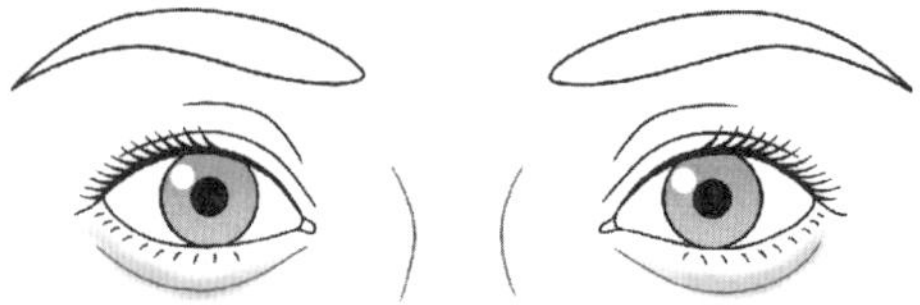

眼睛下方的眼袋

▼

●腎臟僵化

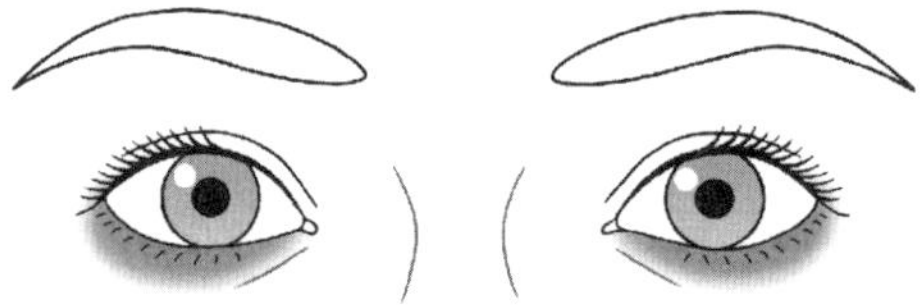

眼角下方有一粒粒的小肉芽

▼

●可能有腎結石

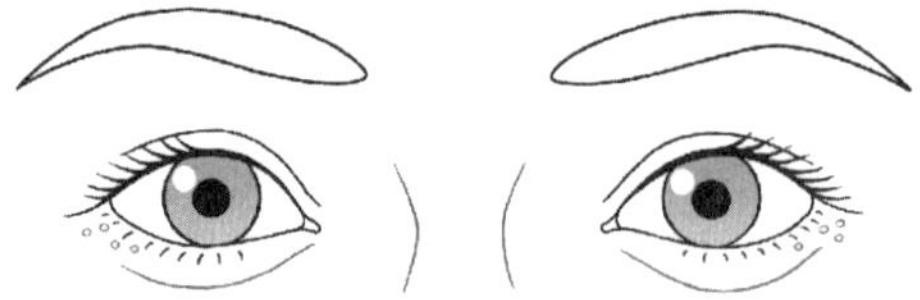

眼睛正下方有小肉芽

▼

●中性脂肪過高

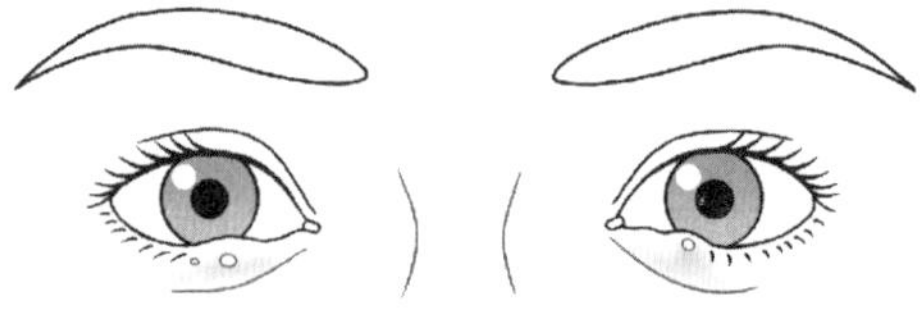

眼睛下方會痛

▼

●壓力、腰痛的前兆

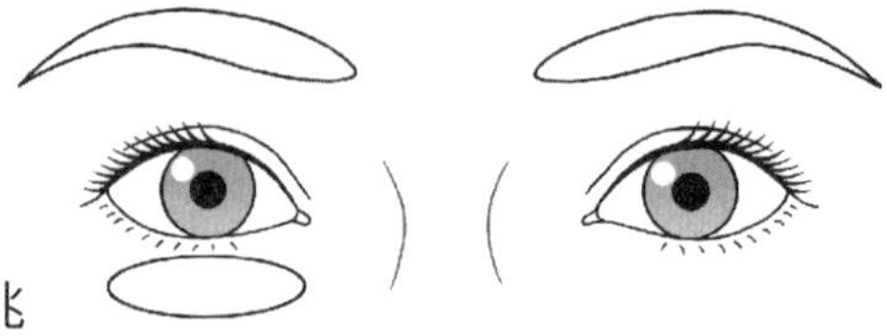

鼻子

鼻子表示心臟的狀態。鼻頭總是發紅的人，表示心臟的負擔很大。血壓不穩定，一直居高不下的時候，鼻頭也會發紅。

相信大家對日本搞笑藝人志村健所飾演的「怪叔叔」都不陌生。這個角色的外型特徵是鼻頭發紅。以面診法的觀點來看，這位怪叔叔是一個「心臟不太好」的大叔。事實上，我曾聽說過即使是心臟沒有任何毛病的人，但若是把鼻頭塗成紅色，就可能引發心悸。由此可見，心臟與鼻子的關係似乎相當密切。

心臟的狀態若持續惡化，微血管會浮出鼻子表面，使鼻頭的顏色從紅色轉為紫色。惡化到這一步，表示有心臟衰竭的危險，必須及早處理。

鼻翼表現心室的狀態。如果左鼻翼發紅，右鼻翼沒有發紅，可能是瓣膜性心臟病（心臟的4個瓣膜當中有一部分出現機能障礙的狀態）的徵兆。

另外，鼻樑的正中央是與胰臟有關的部位。這裡如果變成青黑色，表示胰臟

鼻子

心臟和胰臟

鼻頭發紅

▼

●心臟承受壓力，是高血壓的徵兆

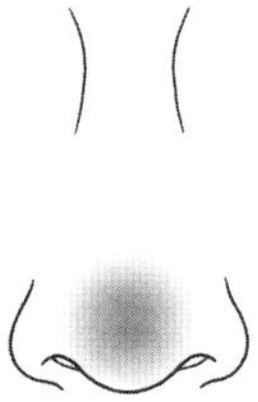

鼻子表面有微血管明顯浮出、鼻頭發紫

▼

●有心臟衰竭的危險性

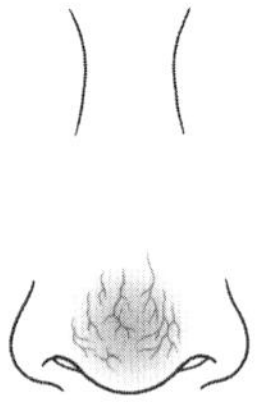

左右兩邊鼻翼的顏色不一樣

▼

●瓣膜性心臟病的徵兆

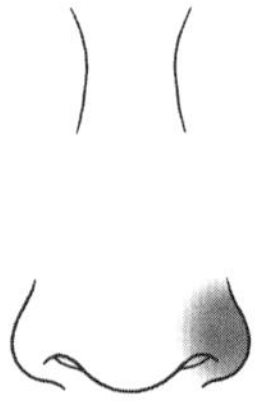

鼻樑的正中央呈青黑色

▼

●胰臟機能下降，是糖尿病的徵兆

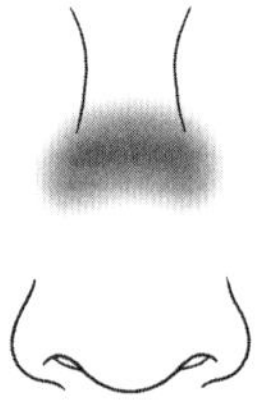

可能變得衰弱。胰臟是分泌胰島素的臟器，而胰島素是降低血糖的荷爾蒙。胰臟的衰弱和糖尿病息息相關，必須多加注意。

臉頰

臉頰會呈現肺部機能減退的徵兆。尤其是耳際鬢髮前端的皮膚如果泛黑，表示肺部的機能可能減退。

如果各位仔細觀察身材肥胖，不時出現在電視螢光幕的「重量級藝人」，偶爾會發現有些人的臉頰泛黑。原因是身體過於肥胖壓迫到肺部所致。右側臉頰泛黑表示右肺受到壓迫，左側泛黑的話代表左肺受到壓迫。有吸菸習慣的人也容易出現這種傾向。

氣血在肺部下方停滯不進時，眉間有時候會出現橫紋，請記得一併確認。

除了肺部，臉頰有時也會反映出乳房的異變。如果發現頰骨上方腫脹，可能是乳腺炎。腫脹程度很明顯，大多代表有硬的腫塊，不明顯則是軟的腫塊居多。

臉頰

肺部

尤其是鬢髮前端的
皮膚如果泛黑

▼

●肺部機能減退

過胖和有抽菸習慣的人，
臉頰泛黑的機率高

▼

臉色泛黑側的肺部機能可
能衰退

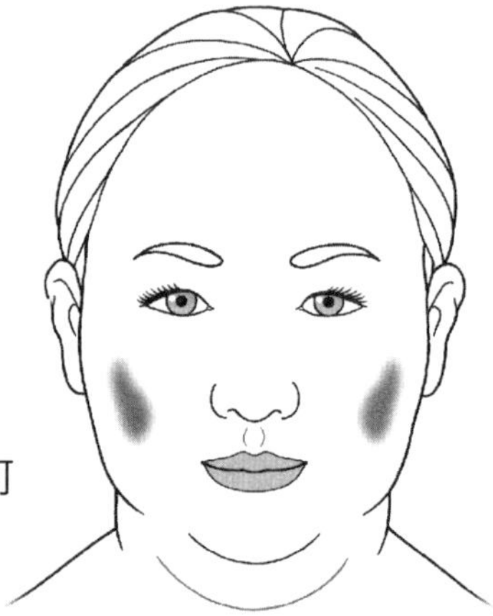

顴骨上方腫脹

▼

●乳腺炎

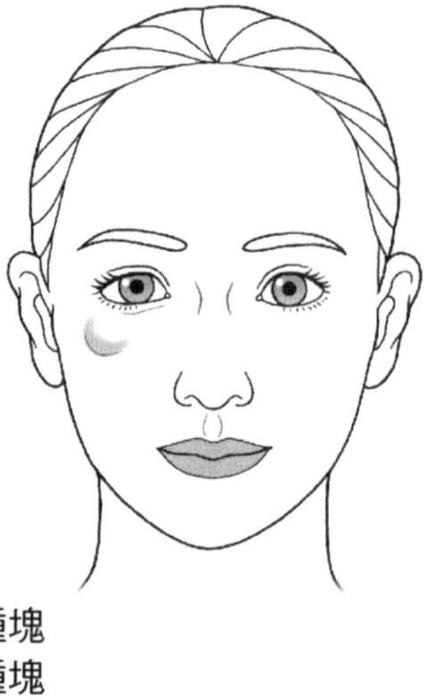

腫脹的程度很明顯：硬的腫塊
腫脹的程度不明顯：軟的腫塊

耳朵

耳朵反映的是腎臟及內分泌的狀態。

耳朵僵硬，或是有單邊發紅的現象，可以推測的原因是內分泌失調。有可能是更年期障礙所引起，必須多加注意。

當耳朵的皮膚整體變得粗糙時，可能罹患腎臟方面的疾病。順帶一提，如果只有耳朵的上半部變得粗糙，可能是凍傷或皮膚癬惡化。

另外，耳朵和眼睛一樣，也是反映全身狀態的部位。東洋醫學自不用說，連現代醫學也採用耳穴療法。人體呈頭下腳上的姿勢，可以在耳朵上找到與身體各器官對應的反應點。

按照這個理論推斷，最讓人一目瞭然的莫過於腦中風的前兆。因為耳垂相當於頭部的反應點。如果發現耳垂出現很深的紋路，表現有腦梗塞和腦出血發作的危險。請各位參照97頁，在情況惡化之前，採取預防與改善的對策吧。

如同在前面鼻子章節已經提過「鼻頭發紅表示心臟可能會有問題」，同樣的，穿耳洞的時候也要特別小心。因為在耳垂打洞的時候，有可能使相關的後頭部受損。除了頭部之外，耳朵打洞的位置，對應到手或腳的位置，也常會引起手臂疼痛或腳痛。

鍊堂先生在50歲生日時，收到女兒送的耳環禮物。於是他在左耳打洞，沒想到左肩和脖子卻出現疼痛，痛到連動都動不了。聽了治療師的建議，他拿下耳環。肩膀和脖子的疼痛馬上不藥而癒。

戴耳環是否適合因人而異，大體說來，數人當中，也會有人戴了沒事。不過，如果發現剛好與打洞的位置對應的身體部位產生不適，不妨先把耳環拿下來。

耳朵

腎臟及內分泌

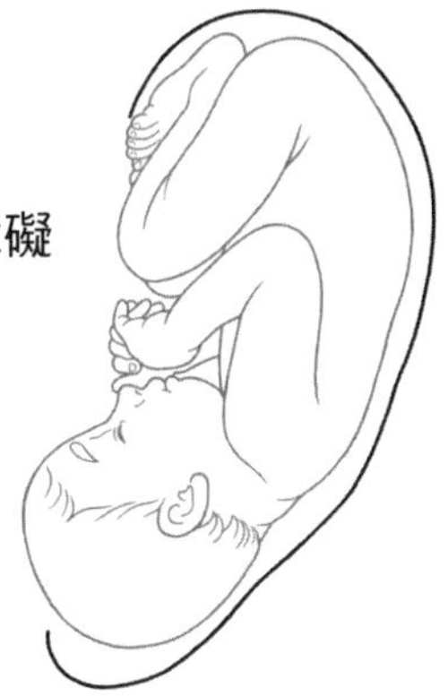

耳朵僵硬或單邊發紅

▼

●內分泌失調、可能是更年期障礙

耳朵的皮膚整體變得粗糙

▼

●有腎臟疾病的可能性

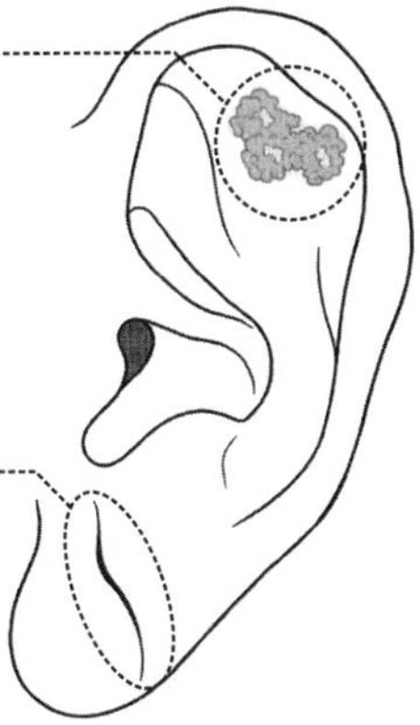

只有耳朵的上半部變得粗糙

▼

●凍傷或皮膚癬惡化

耳垂出現很深的紋路

▼

●有腦梗塞和腦出血發作的危險

※穿耳洞要特別注意！

嘴巴

嘴巴是飲食的入口，也是消化道的起點。另一方面，肛門則是消化道的終點，負責排出無法吸收消化的食物殘渣。所以，嘴巴會忠實反映出消化道的狀態，包括腸胃和肛門。

消化道擴張過度而變得鬆弛無力時，嘴唇會膨脹。另外，嘴唇若出現潰爛或黯沉的斑點，表示消化道也產生潰瘍和瘀血。

具體而言，上唇表示胃的狀態。尤其當上唇左側乾裂，或者破皮流血，表示壓力過大或刺激性食物攝取過量，造成胃的上半部不適。若是左側的上下唇交界處破裂，可能是飲食過量和咀嚼不足，導致胃的下半部和十二指腸的負擔加重。如果經常長出水泡，表示有消化道潰瘍的可能。

嘴巴①

腸、胃和肛門等消化道狀態

嘴唇腫脹

▼

●消化道過度擴張，變得無力

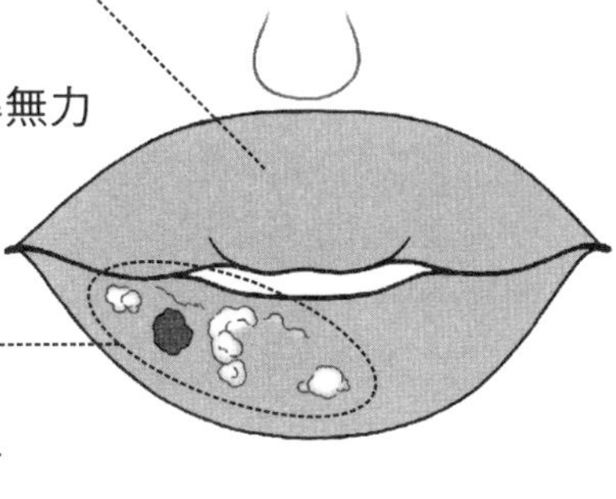

嘴唇出現暗色的斑點或破洞

▼

●消化道出現潰瘍和瘀血

上唇的左側乾裂，破裂出血

▼

●壓力過大或刺激性食物攝取過量，造成胃的上半部不適

右側的上下唇交界處破裂

▼

●胃的下半部和十二指腸不適

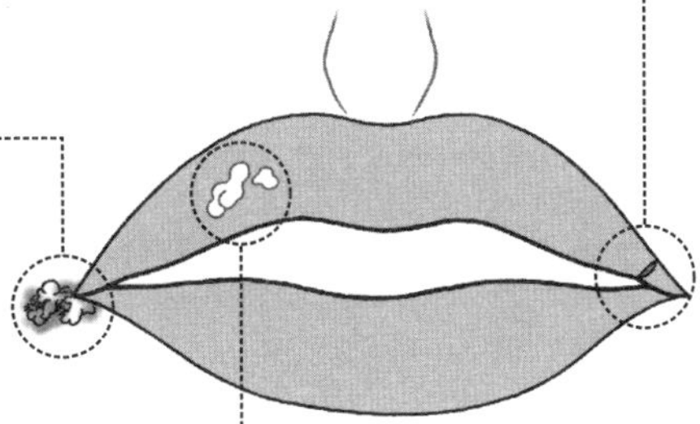

經常長出水泡

▼

●可能是胃或十二指腸潰瘍

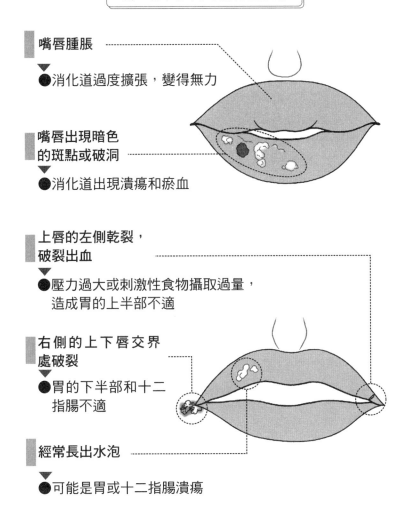

嘴巴②

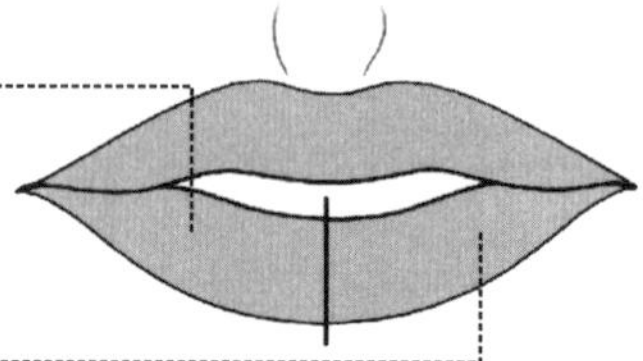

下唇右側

▼

●小腸

下唇左側

▼

●大腸

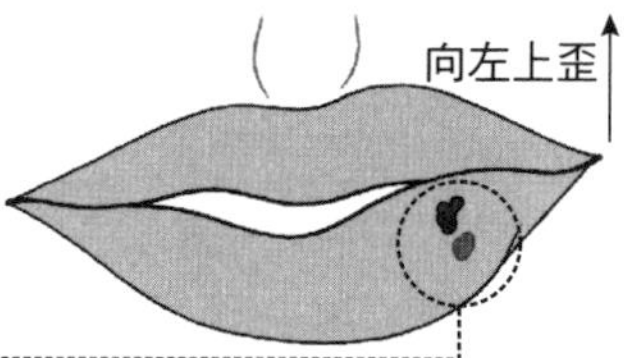

嘴唇向左上歪，或是下唇左側腫起，出現黑斑或紅斑

▼

●便祕

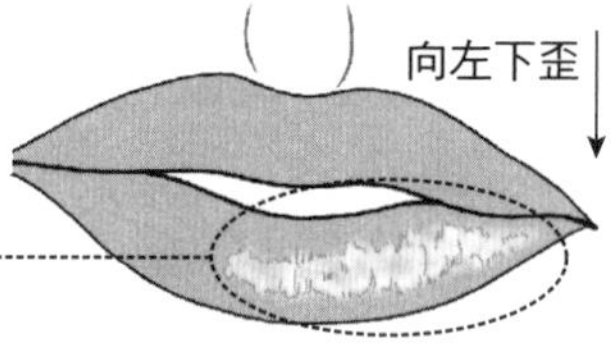

嘴唇向左下歪，或是下唇左側很乾，出現乾皮發白

▼

●腹瀉

下嘴唇中央裂開

▼

●肛裂

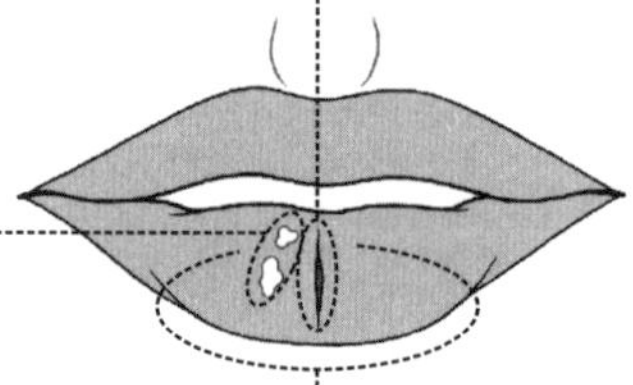

下嘴唇中央經常長皰疹

▼

●痔瘡

下唇中央隆起

▼

●脫肛

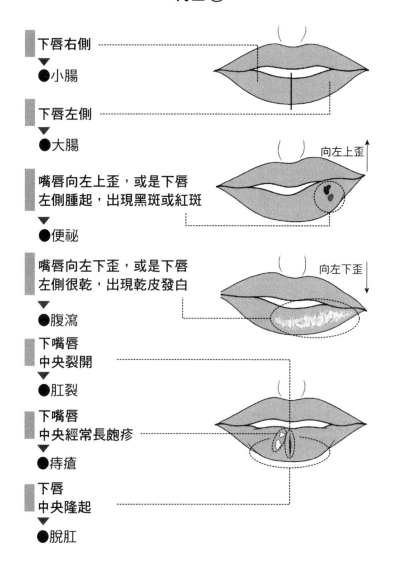

下唇表示腸的狀態。右側是小腸，左側是大腸。嘴唇向左上歪，或是下唇的左側腫起，出現黑斑或紅斑時，表示便祕的狀態。習慣性咬下唇左側的人因為便秘，所以下意識希望藉由咬的動作來刺激腸。

相反的，嘴唇向左下歪，或是下唇左側很乾，顯得乾皮發白時則是腹瀉。

肛門的狀態反映在下唇的中央。這個部分裂開時表示有可能是肛裂，如果經常長出皰疹表示有痔瘡，隆起表示有脫肛（直腸脫垂，從肛門露出來的狀態）。

嘴角

嘴角表示生殖器官的狀態，尤其是女性。舉例而言，嘴角泛黑可能是性荷爾蒙分泌下降的徵兆。

另外，嘴角變紅時，表示生殖器官正承受壓力，或是陰道發炎。到了懷孕後期，有時也會出現嘴角泛紅的現象。

如果嘴角老是長水泡好不了，可能有白帶過多的問題。這表示可能已罹患性病或婦科疾病，建議及早到婦科治療。

嘴巴上方（上顎）腫起，向外突出的時候，表示恥骨的邊緣可能也向外突出，萎縮變硬。如果按壓恥骨的邊緣，應該會覺得痛。原因是咀嚼不足對腸胃造成壓力，導致僵化的胃腸往下沉，壓迫到恥骨造成疼痛。恥骨的邊緣若僵化，將會影響血液和淋巴液的循環，可能男性會造成攝護腺僵化萎縮，女性則可能有子宮等生殖器官僵化萎縮的情形。

再加上唾液與性分泌物相關，所以咀嚼不足，唾液的分泌會跟著減少，連帶影響性分泌物的產生。其結果除了誘發各種婦科疾病、攝護腺腫大、陰莖勃起障礙，甚至會導致不孕。

腸胃的位置一旦下降，尿道括約肌（位於肛門和尿道周圍的環狀肌肉）會連帶受到壓迫；因為恥骨邊緣僵化，造成括約肌無法順利收縮。所以，有頻尿或漏尿困擾的人，上顎會有突出的傾向。

嘴角

生殖器官（女性特別明顯）

嘴角泛黑

▼

●性荷爾蒙分泌減退

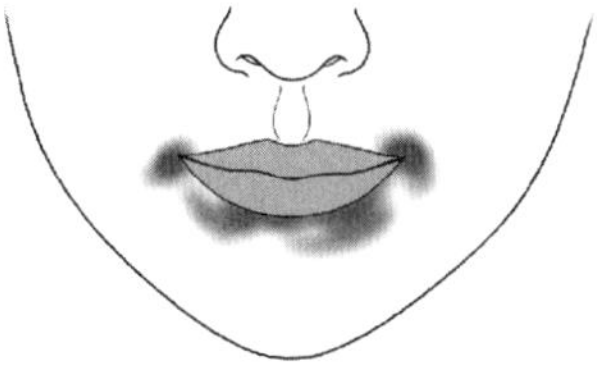

嘴角發紅

▼

●生殖器官壓力、陰道發炎、懷孕後期

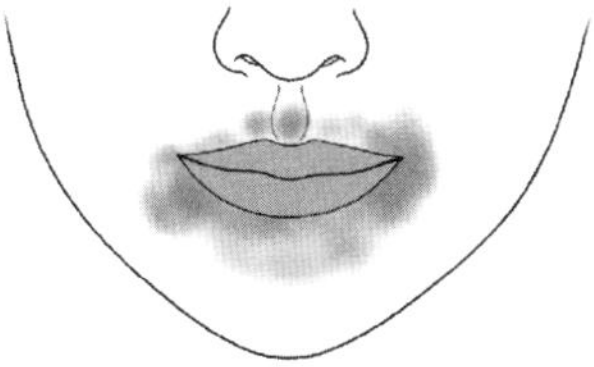

口角長水泡老是好不了

▼

●白帶過多、性病、婦科疾病

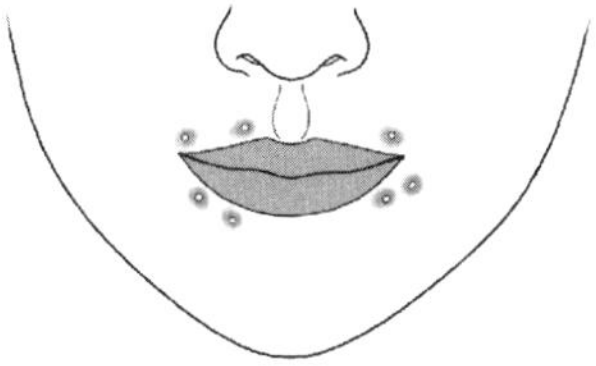

上顎腫起，向外突出

▼

●女性有婦科疾病、男性攝護腺腫大、陰莖勃起障礙、不孕、頻尿、漏尿的可能

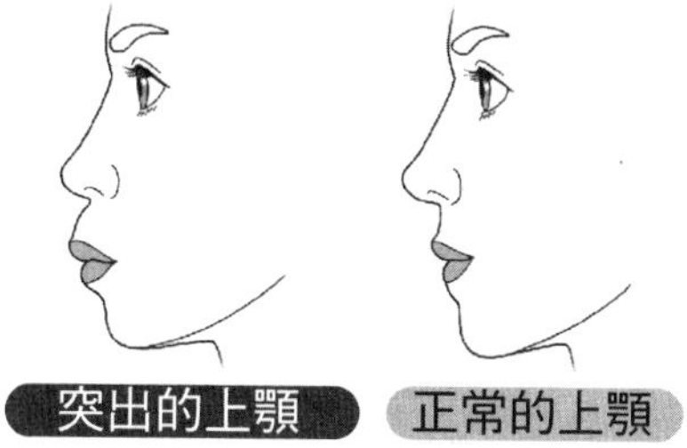

第3章

身體各種疾病的面診法及自我照護

自我照護的注意事項

終於要進入實踐的階段。本章為各位讀者介紹各種身體症狀的面診法，以及實際遇到徵兆出現時的對應法（自我照護，英文selfcare）。請各位透過早期的自我照護，做好日常的健康管理。

杉本鍊堂先生創立的天城流湯治法，認為身體大多數的不適源自於氣滯血瘀。為了改善骨骼‧肌肉‧肌腱因氣滯血瘀造成的沾黏、僵硬而造成行動無法自如，自我照護的基本項目便是能夠使骨骼‧肌肉‧肌腱恢復靈活度的運動。不僅限於骨骼‧肌肉‧肌腱，器官等身體各個器官，能否保持活動自如，也是保持健康的秘訣之一。

請各位依照身體不同部位，抱著「伸展」和「紓解」的意識進行這些運動。已失去彈性的萎縮部分是伸展，變得僵硬的部位是紓解，有沾黏的部位則是「放鬆」。

每一項運動一天大約進行三～四次，每次幾分鐘。為了伸展和紓解原本僵硬的部位，或是解除原本沾黏的部分，有些人一開始必須忍耐極大的痛苦進行運動，但只要持之以恆，讓身體逐漸變得柔軟有彈性，疼痛也會跟著消失。重點是每天持之以恆，但不需要太過勉強自己。

疼痛感強烈或手無法用力的人，不妨在泡澡時順便做運動。肌肉和肌腱在熱水的加溫下，血液循環會得到改善，不但能降低疼痛，也容易得到效果。

除了運動，本書還會介紹各位在日常生活中能夠實踐的保健方法和飲食建議。這些都是根據醫師本人長年累積的飲食療法和養生法的知識，針對各種症狀所分門別類而成。

特別要提醒各位的是，細嚼慢嚥和深呼吸，幾乎適用於所有的症狀。請各位務必意識到這兩者的重要性，逐漸將之培養成日常的習慣。

我想不用說大家也知道，即使運動，並配合本書推薦的食療和保養方法，也絕對無法達到「百分之百消除疾病的效果」。本書推薦的運動、食療、保養方法，終究只是為了調整身體狀況，以達到預防疾病或避免症狀繼續惡化的家庭健康法。需要接受正統醫療的人，請務必前往醫療機構就診，向醫師諮商。

面診法目的是為了讓大家及早發覺身體的不適，並且能夠自行ＤＩＹ的健康管理法，並非「診斷法」。即使經過自我照護，症狀或身體狀況還是不見改善時，若擔心自己得了重大疾病，請務必以醫師的診斷為主。

當然，利用面診法對別人的臉擅自評斷，隨口對別人的健康狀況提出建議等，都是大忌。不具醫療專業的人，指出具體的病名是違法的行為。因此本書中的面診法或自我照護的方法，請運用在自己和家人身上就好。

糖尿病

糖尿病是慢性血糖過高的疾病。原因是胰臟的胰島素分泌量不足，或是功能不佳，使得血液中的葡萄糖無法被消耗，導致血糖值長期居高不下。血糖過高的情況若長期持續，會損傷血管，使血液變得混濁，並且引發腎臟疾病、視網膜病

糖尿病面診法

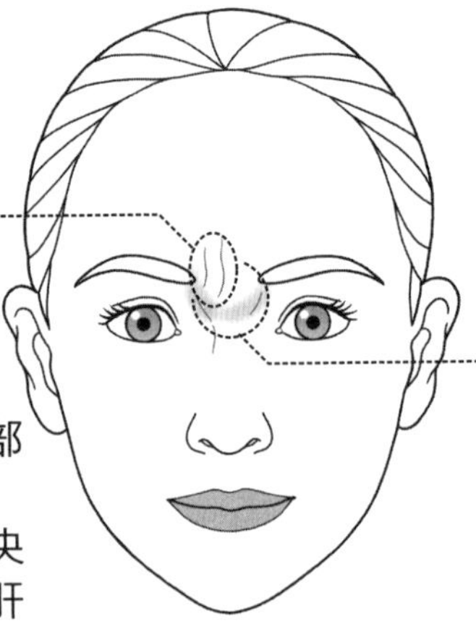
・眉間右側
長出直紋
・眉間隆起
※長出橫紋表示肺部
機能下降
※若直紋位於正中央
偏左表示可能有肝
臟病

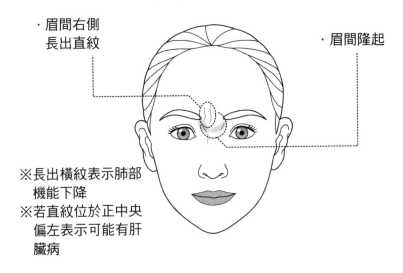

變、神經障礙等各種併發症。

糖尿病的代表性症狀包括經常感到口渴而大量飲水，因此尿量和排尿的次數增加。不過，糖尿病在初期幾乎沒有自覺症狀，所以等到出現明顯症狀時，通常已伴隨出現併發症。為了避免陷入這樣的情況，能否早期發現是關鍵。

面診法

●眉間隆起

●眉間的右側長出直紋

除了糖尿病，眉間也會反映出肺部機能下降和肝臟的狀態。辨別方法是看眉間的紋路；長出橫紋可能表示肺部功能下降，直紋是糖尿病。

另外，糖尿病的徵兆主要是出現在右臉；如果看到眉間之間出現偏右側的直紋或隆起是糖尿病，出現在中間或偏左側時，可能是肝臟疾病。

按摩

●手指揉搓位於右大腿內側、膝蓋和鼠蹊部中間位置。

●指尖從頭右側耳上2公分處往額頭方向搓揉。

胰臟所製造的胰島素會通過橫膈膜，從右側肋骨邊緣送到十二指腸，所以根據天城流湯治法的說法，肋骨的邊緣若變得僵硬，胰島素的分泌就會發生障礙。

根據鍊堂先生的說法，肋骨的邊緣之所以變得僵硬，原因是肝臟萎縮僵化所致。

右大腿內側的膝蓋和鼠蹊部中間，有一個與肝臟對應的位置。把這個位置揉開，可以減緩肋骨邊緣的僵硬程度，促進胰島素正常分泌。

另外，指尖從頭右側耳上2公分處往額頭方向搓揉，可軟化肋骨的邊緣。搓揉時請同時想像，頭蓋骨和頭皮之間薄薄的筋膜分離的樣子，把搓揉的力道提高到稍微疼痛的程度。刺激這個位置，也能改善血液和荷爾蒙的循環也會改善。

預防糖尿病的按摩

・手指揉搓位於右大腿內側、膝蓋和鼠蹊部中間位置

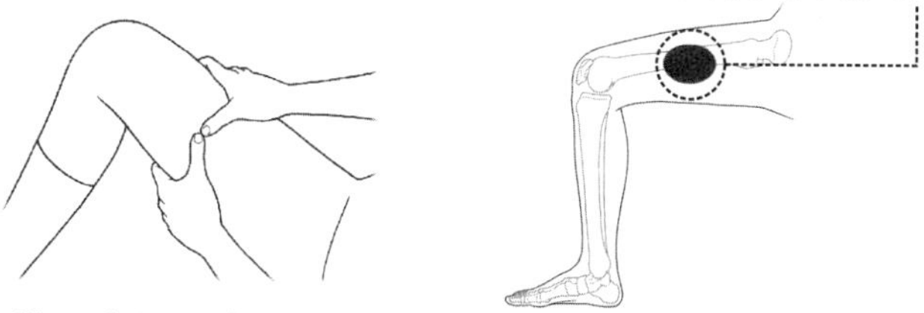

・指尖從頭右側耳上2公分處往額頭方向搓揉

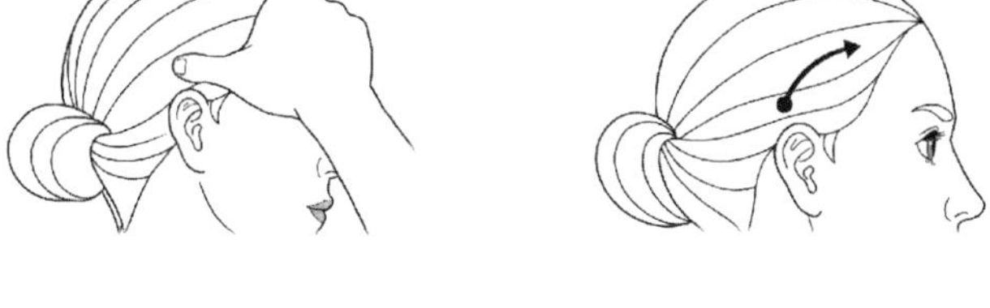

●紅豆南瓜

依照東洋醫學的「五行論」，胰臟被歸於「脾」，攝取自然的甜味有益脾臟。本道「紅豆南瓜」只加鹽調味以引出紅豆與南瓜的自然甜味，能夠調節胰島素的分泌功能，是有助改善糖尿病的食物組合之一。紅豆和南瓜都有淨化血液的作用，也有強化血管的功能。

為了防止糖尿病的惡化，關鍵在於抑制血糖急速上升，因此要控制糖、人工甜味劑、含糖飲料等，除此之外如果想吃甜食，不妨改吃紅豆南瓜等具備自然甜味的食材吧。

仔細咀嚼也很重要。養成細嚼慢嚥的習慣，除了抑制血糖的急速上升，也會刺激飽足中樞，發揮防止飲食過量的作用。

紅豆南瓜的作法

❶把紅豆（量米杯1杯）清洗乾淨後瀝乾水分，和水（3杯）、切碎的蔥鬚（蔥根少量）一起倒入鍋內，不蓋上鍋蓋直接放在爐上加熱。

❷煮滾後，由於水分蒸發，先加入一些水，再蓋上鍋蓋繼續煮。總計分三～四次補充完1杯水，煮到紅豆變軟。

❸加鹽（1小匙）和切成2cm小塊的南瓜（一五〇g），轉大火加熱。煮滾後轉小火續煮，直到南瓜變軟。

❹每天食用1碗紅豆南瓜。分數次吃完。

※鹹度和湯汁濃稠度，可依照個人喜好調整。

白內障、青光眼

白內障和青光眼等眼疾的發病原因，雖然和年齡增長有關，不過兩者皆和眼內體液的循環堵塞有關。若以相機來做比喻，白內障形成的原因是相當於鏡頭的水晶體變得混濁，造成視力不清。眼壓升高，對視神經造成壓力而引起異常的是「青光眼」。青光眼持續惡化會導致視神經出現障礙，甚至造成失明。

眼壓高的人，全身整體的壓力明顯有偏高的傾向，所以高血壓的情況也不少見。眼壓和血壓過高的人，有可能因為壓力等因素陷入過度緊張的狀況，造成自律神經失調。另外，有人認為白內障的形成原因則是受到飲食生活的習慣影響，過量攝取乳製品所致。

面診法

●上唇到鼻子下方的部位隆起

這個現象表示從喉嚨到嘴巴、上唇內側，通過鼻子到眼角的血液、淋巴液的循環變差。

如果把手指伸入口中觸摸上牙齦，因為滯怠的情況嚴重，感覺應該是硬硬鼓鼓的。這樣的堵塞會阻礙血液和淋巴液的循環，誘發眼睛方面的疾病。

白內障和青光眼面診法

・上唇到鼻子下方的部位隆起

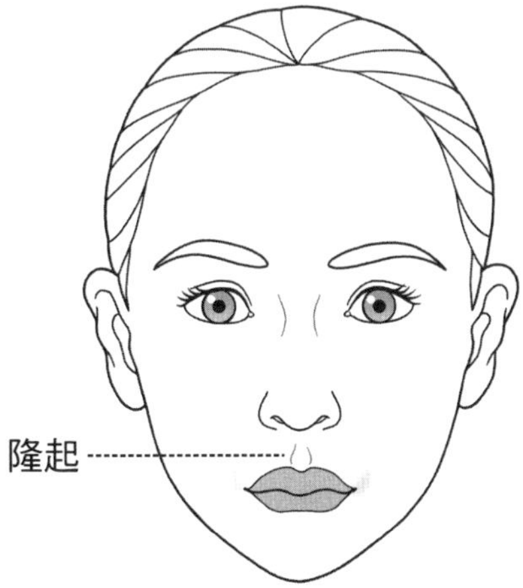

改善白內障和青光眼的按摩

・把手指伸入上唇和牙齦之間，搓揉變硬的部位約10秒鐘

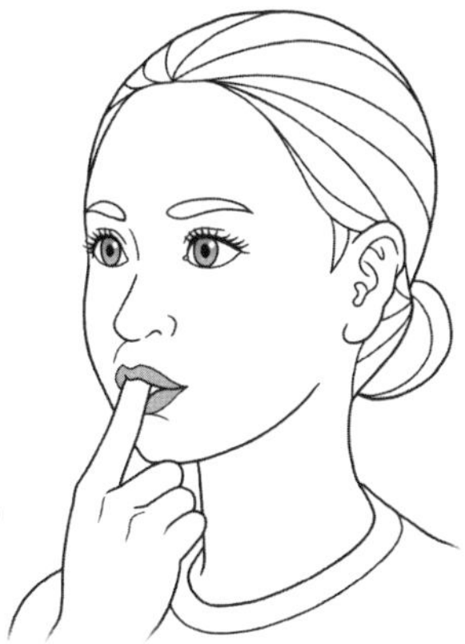

※不想把手指伸入口中，
可改成搓揉外側皮膚。
（參照83頁專欄）

按摩

●把手指伸入上唇和牙齦之間，搓揉變硬的部位約10秒鐘。

上牙齦正中央有一條線，右眼視力不佳的人應該在右側、左眼不好的人應該在左側可摸到硬硬的隆起。罹患白內障或青光眼的人，按壓這個地方時可能會覺得很痛。請用手指搓揉這個部位。

做這個動作時，記得請先把手洗乾淨。如果不方便洗手，可改成以手指搓揉皮膚介於鼻子下方牙齦的位置，亦具有效果（參照83頁專欄）。

建議的飲食和保養方法

●梅乾番茶和菊花茶

●番茶貼布

東洋醫學認為眼睛的疾病源自於肝功能減退。梅乾和日本番茶含有的單寧

杉本錬堂小專欄

以手指搓揉皮膚介於鼻子下方牙齦位置的動作，和喜劇演員加藤茶把手指放在鼻子下方的招牌動作很像。所以我把這個動作命名為「加藤茶體操」，到各地的老人會去推廣。這個一聽就琅琅上口的名稱很好記，而且每個人都可以輕鬆DIY，所以我建議大家想到就做。結果我收到很多好消息，很多人都告訴我眼睛的問題改善了。

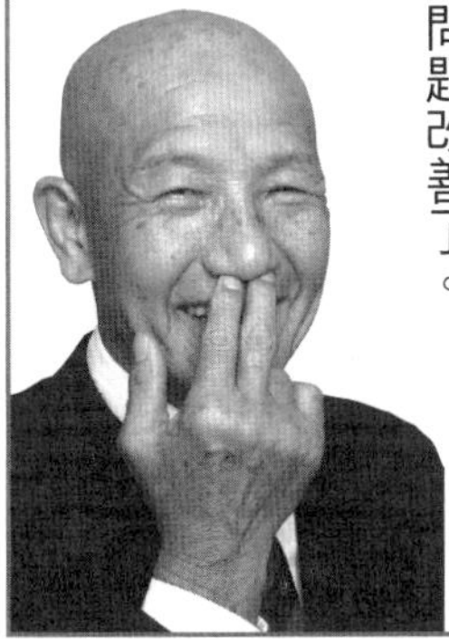

酸，具備優秀的解毒與抗菌作用，能夠發揮養肝並使其恢復機能的效果。

「菊花茶」是歷史悠久的漢方眼藥，在中藥店和健康食品店都買得到。如果買不到，以洋甘菊茶取代也可以。

白內障和青光眼形成的原因都和眼內體液的循環堵塞有關，為了改善循環，建議使用番茶貼布、微波加熱過的紅豆眼罩等，熱敷在眼睛上，以促進循環。不過，眼睛有出血和視網膜剝離的人請勿使用。

梅乾番茶的作法

❶選擇中型大小的梅乾（1個），去籽後用筷子搗碎，再倒入熱番茶（二〇〇ml）。
❷加入薑汁2～3滴和醬油1小匙。
❸每天1杯，空腹時飲用。

番茶貼布的作法

❶在番茶（最好是在健康食品店等處購買的三年熟成番茶）加入1%的天然鹽，製作成「鹽番茶」。
❷把紗布浸泡在❶的鹽番茶，再輕輕擰乾，敷在眼睛上。
❸冷卻後再把紗布放進番茶浸泡、擰乾，再敷在眼睛上。重覆這個步驟約15分鐘。

肺部不適（肺炎、氣喘、肺氣腫）

肺部不適的代表性症狀包括呼吸困難、肺炎等感染病、氣喘、肺氣腫等。

降低肺機能的原因之一是抽菸。另外，習慣性身體前傾的姿勢和用嘴巴呼吸的人，無法好好的深呼吸。呼吸如果變淺，會招致更多不適的情況。

東洋醫學認為肺部與大腸相連，所以腸道不適會引發肺部的機能下降。

面診法

●眉間長出橫紋

●臉頰出現縱向的泛黑區塊

眉間橫紋，表示有不好的東西停滯在肺部下方。

肺部不適面診法

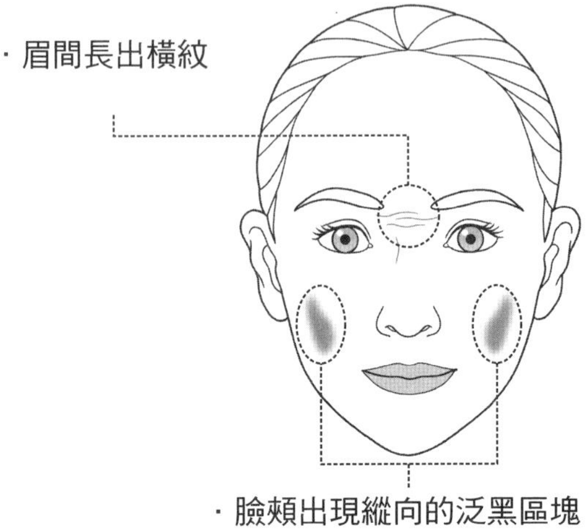

改善肺部不適的按摩

・手指搓揉鎖骨和第2肋骨之間。接著搓揉第2肋骨和第3肋骨之間、第3肋骨和第4肋骨之間，效果更好（左右兩側）

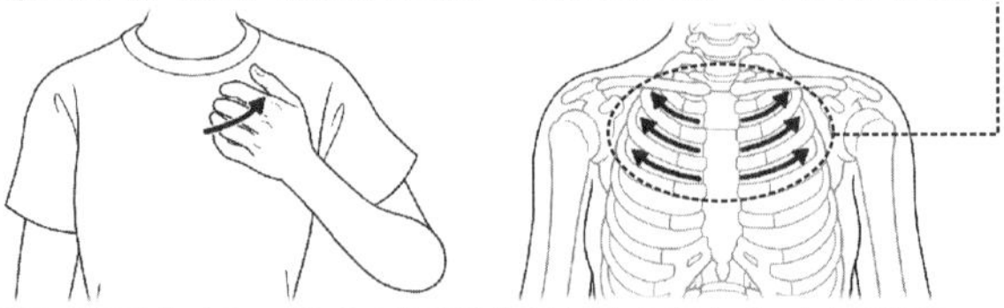

・手指搓揉大腿內側、靠近鼠蹊部的位置（左右兩側）

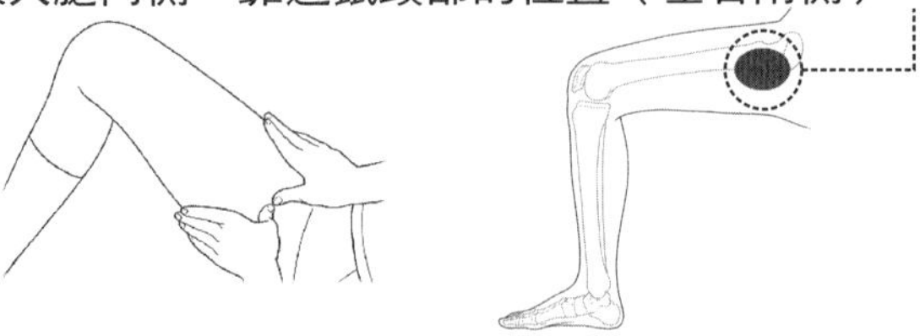

臉頰（鬢角朝前方的位置）泛黑，代表肺部機能可能下降，或是肺部出現某些不適。另外，若身材肥胖，胸骨的周圍囤積過多脂肪，造成肺部受到壓迫，臉頰也會泛黑。右臉出現泛黑表示右肺、左臉泛黑表示左肺出現不適。

按摩

●手指搓揉鎖骨和第2肋骨之間。接著繼續搓揉第2肋骨和第3肋骨之間、第3肋骨和第4肋骨之間，效果更好（左右兩側）。

●手指搓揉大腿內側、靠近鼠蹊部位置（左右兩側）。

支撐頭部的肌腱分布在整個胸部，如果變得僵硬萎縮就無法深呼吸。所以，消除肋骨和肋骨之間的僵硬時，請想像著要剝離附著在肋骨上肌腱的感覺，手指向外搓揉。首先鬆開鎖骨和第2肋骨之間，接著手指位置往下移約1cm，搓揉第2肋骨和第3肋骨之間、第3肋骨和第4肋骨之間。

大腿內側、膝蓋和鼠蹊部之間，稍微偏鼠蹊部的位置是肺部的對應點。用手指按揉此處可以促進肺部機能的活化。

建議的飲食和保養方法

●蓮藕湯

出現咳嗽或喉嚨不適症狀的人，較適合吃蓮藕。尤其是藕節的部分，效果更好。如果想用生蓮藕磨汁飲用，最好使用藕節的部分。買不到蓮藕的時候，可改用曬乾的蓮藕磨製而成的蓮藕粉。蓮藕粉在健康食品店可買到。

●腹式呼吸

為了達到深呼吸，向各位推薦腹式呼吸。一天做20～30次。請緩慢的大口吸氣，然後將意識放在鼻子吸進的氣，再從口中吐出。壓力大的時候，呼吸很容易變得又急又淺。此時請調整成緩慢的深呼吸，有助於調整自律神經。

蓮藕湯作法

❶蓮藕磨成泥，用紗布擰出蓮藕汁，收集3大匙（共45 ml）蓮藕汁。

❷把❶和現榨的薑汁（兩三滴）、鹽（少許）、水（6～9大匙）倒入鍋內，加熱至沸騰。

❸飯前30分鐘飲用，一天三次。晚上入睡時如果會咳嗽，可以改成睡前飲用。

※如果使用蓮藕粉而非新鮮蓮藕，先用少量熱水溶解1小匙蓮藕粉，再加入一〇〇ml的熱水攪拌。

腹式呼吸

❶仰躺，膝蓋立起。

❷鼻子吸氣，同時讓肚子隆起來；吐氣時，讓肚子逐漸恢復平坦。

❸習慣後，吐氣時想像著身體的老舊廢物都趁機排出；吸氣時，想像著自己吸入的是飽滿的元氣。

※每天可集中進行一次，也可以一天多做幾次。

腎臟病、腎結石

腎臟負擔增加的主要原因，包括動物性食物攝取過量、深夜進食、體內累積過量的化學物質和藥物、手腳冰冷症、因糖尿病造成血管損傷等。

腎臟是掌管體內水分的臟器，負責排泄老舊廢物的任務。腎臟若發生排泄不良的情形，水分代謝就會變差，引起腎臟肥大。體內毒素若無法順利排泄，會造成腎臟僵化。

另外，根據東洋醫學的「五行論」，「腎」和「恐懼心」息息相關。對未來感到恐懼或不安時，心的狀態有時會使腎臟連帶受到影響，出現不適的症狀。

面診法

●眼睛下方腫脹或鬆弛。

●眼袋很明顯。

●眼尾的邊緣長出小肉芽。

●按壓眼睛下方會痛。

眼睛下方腫脹或鬆弛是腎臟肥大的徵兆。飲酒過量、深夜進食（吃宵夜）等都會加重腎臟的負擔，引起水分的排泄不佳，造成水腫。眼睛有浮腫現象，表示腎臟很可能也呈現浮腫狀態。

眼袋的出現表示腎臟變得僵硬。原因可能是毒素無法順利排出，體內累積許多化學物質和藥物。

如果眼角長出許多小肉芽，則有腎結石的可能（參照彩圖第3頁）。小肉芽的數量與顏色，與結石有一致的情況。舉例而言，假設長出2個小肉芽，腎結石的數量剛好就是2顆；如果肉芽的顏色偏白，表示結石是鈣質類的結石；帶綠色是脂肪類。另外，長在眼睛正下方的小肉芽是脂肪粒。

按壓眼睛下方如果會痛，表示當時正承受精神上的壓力。工作上必須時常陪

腎臟病和腎結石面診法

· 眼睛下方腫脹或鬆弛

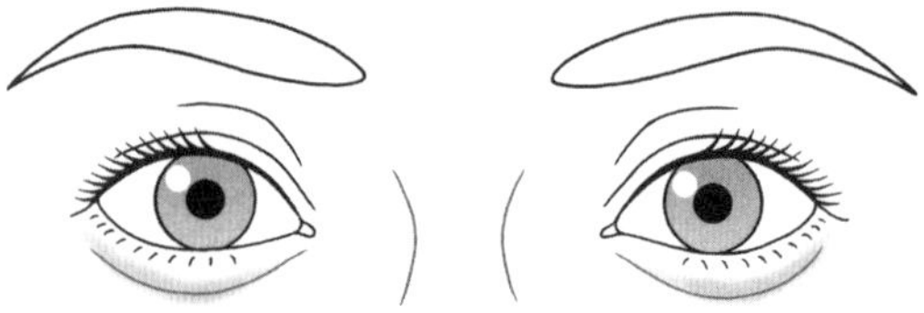

· 眼袋很明顯

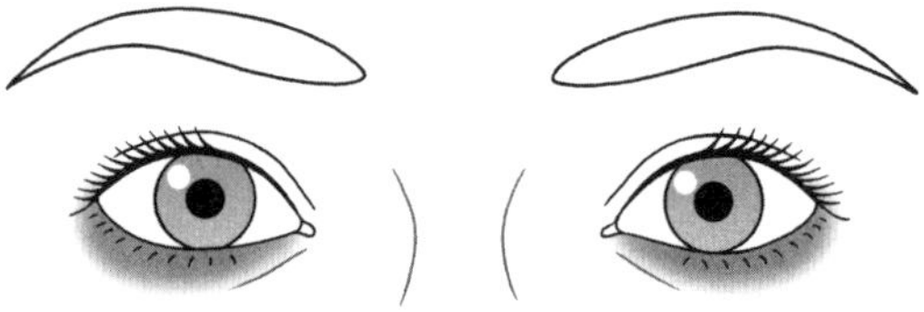

· 眼尾的邊緣長出小肉芽

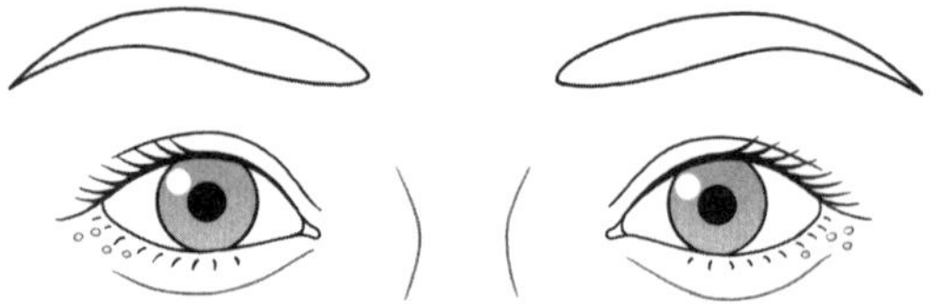

· 按壓眼睛下方會痛

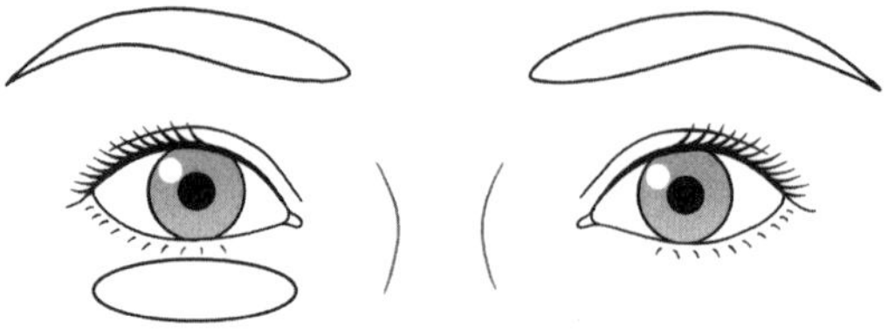

改善腎臟病・腎結石的按摩

‧把大腿內側、膝蓋到鼠蹊部分為四等分，用手指搓揉最靠近膝蓋部分位置（左右兩側）

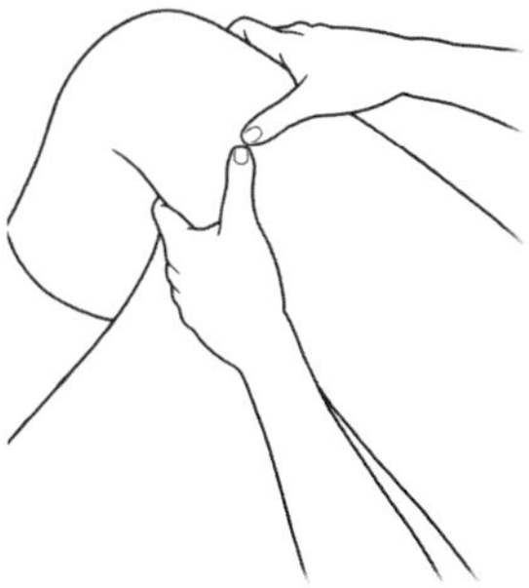

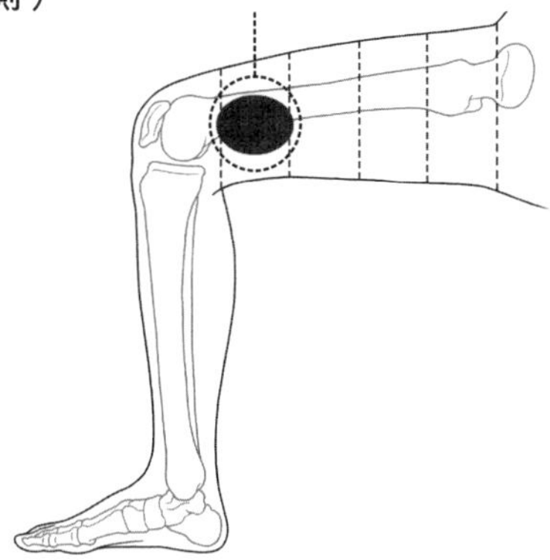

笑臉的人，或者是不得不壓抑自己真正的想法與人接觸的人，常會出現這樣的現象。但是這表示腎臟的負擔提高，而且也會造成腎臟附近的臀部肌肉變得緊張，甚至引發腰痛。

按摩

●把大腿內側、膝蓋到鼠蹊部分為四等分，用手指搓揉最靠近膝蓋部分位置（左右兩側）。

這位置是腎臟的對應點，附近有個名為「血海」的穴道，改善血液循環的效果特別好。腎臟衰弱的人，如果用手指按壓這個位置，可能會感到疼痛。請務必仔細搓揉。若可幫助腎臟血流增加，有助腎臟機能恢復正常。

建議的飲食和保養方法

●蘿蔔乾湯

●每天飲用一五〇〇～一八〇〇ml的淡水

●腰部保暖

蘿蔔曬乾，可以緊緻身體的細胞，提高排泄力，尤其是排出體內老舊脂肪的作用力特別強，對於攝取動物性食物過量而造成腎臟機能減退的人而言，飲用「蘿蔔乾湯」能帶來顯著的效果。

另外，紅豆和黑豆等顏色深濃的豆類也是養腎的食物。豆類具備利尿作用，除了有助排出體內多餘的水分，另有溶出多餘脂肪的作用。東洋醫學認為「以形補形」，也就是「與該臟器形狀相似的食品可以發揮療效」。以這個理論而言，紅豆的形狀和腎臟很相似。

依照東洋醫學的「五行論」，腎臟對應的是「鹹味」，所以適量食用富含礦物質的鹹味之物有益腎臟。建議腎臟機能減退的人要積極食用海藻類。

此外，腎臟衰弱的人，也要確實攝取充足的水分。建議一天攝取一五〇〇至一八〇〇ml的水。開水和茶等水以外的飲品並不包括內。不過，患有重度腎臟疾

杉本鍊堂小專欄

我建議各位喝生水，理由很簡單，因為比起開水和茶，生水更容易被身體吸收。喝白開水的時候，應該會有一種有重物掉進胃裡的感覺。相對的，如果喝的是生水，應該有一種在進到胃裡之前，已經被身體吸收的感覺。白開水或許比較適合便祕的人，但是從能夠讓身體吸收以作用於器官的角度而言，如果不是喝生水就失去意義了。

瑜珈和中醫都很推薦大家喝白開水。理由是根據印度和中國的理論。但印度和中國基於衛生方面的考量，無法直接飲用生水，只能喝煮沸過的水。無法飲用生水的印度人和中國人，和可以飲用生水的日本人，體質原本就不相同。直接承襲其他國家的理論，或許對不同國家地區人們的身體而言，反而會增加更多的壓力與負擔。

病的人，在鹽分與水分的攝取上，請務必諮詢主治醫師。

腎臟畏寒，所以隨身準備幾個暖暖包放在腎臟所在的腰部加溫，對活化腎臟功能也有幫助。

蘿蔔乾湯的作法

❶把蘿蔔乾（一〇g）用水泡開，再切成絲。

❷把水倒進①泡開蘿蔔乾的水，補充成2杯水，再一起和切成絲的蘿蔔乾放入鍋內。

❸用小火煮沸。

❹保持微滾的狀態，以小火續煮約10分鐘。

❺撈起，用濾網過濾掉蘿蔔便完成。空腹時飲用1杯的份量，每天1～2杯。徐徐服用，慢慢喝。

※湯取出後，請把剩下的蘿蔔乾製作其他菜餚吃完。

腦中風（腦梗塞・腦出血）

腦中風可大分為腦部血管阻塞的「腦梗塞」和腦部血管破裂的「腦出血」。

血管阻塞的原因是動脈硬化或膽固醇的累積，導致血液循環變差。另外，因高血壓造成血管變得脆弱而破裂，或者是動脈瘤破裂的話，則會引起腦出血。

不論是腦梗塞還是腦出血，都會出現頭痛和想吐的前兆。一旦發病則有致命的危險；即使得救，也可能留下嚴重的後遺症，千萬不可掉以輕心。為了預防腦梗塞・腦出血，平日就要注意保持血液的清澈和強化血管。

面診法

●耳垂出現刀刻般的深刻紋路

耳朵號稱是人體的縮圖，形狀剛好是人體頭下腳下的姿勢，這個形狀剛好對應身體各器官的反應點（參照61頁）。所以，當耳垂出現變化，表示腦部有可能出現障礙或疾病。

耳垂的深刻紋路，是腦中風的前兆（參照彩圖第2頁）。如果紋路出現在右耳，表示是右腦，如果出現在左耳，表示左耳有腦梗塞．腦出血的危險。請務必及時做好預防及改善對策，以避免嚴重的事態發生。

按摩

●手指搓揉肩線和手臂根部的交會位置。

●手指和指甲搓揉肩胛骨。

腦梗塞和腦出血面診法

· 耳垂出現刀刻般的深刻紋路

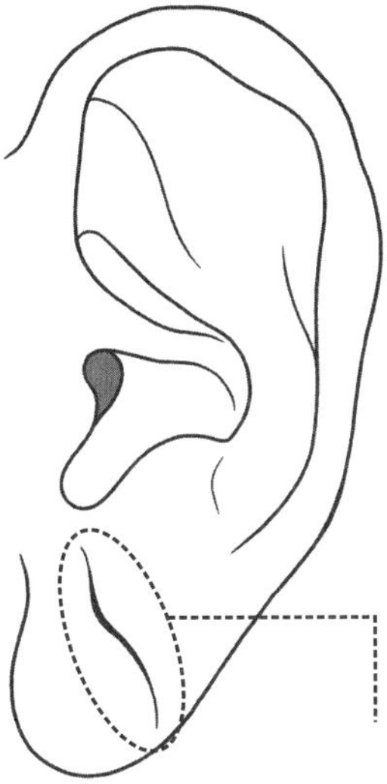

改善腦梗塞和腦出血的按摩

・手指搓揉肩線和手臂根部的交會點

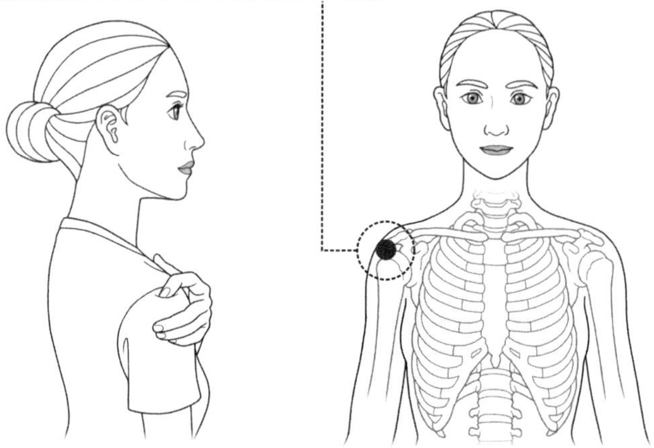

・手指和指甲搓揉肩胛骨

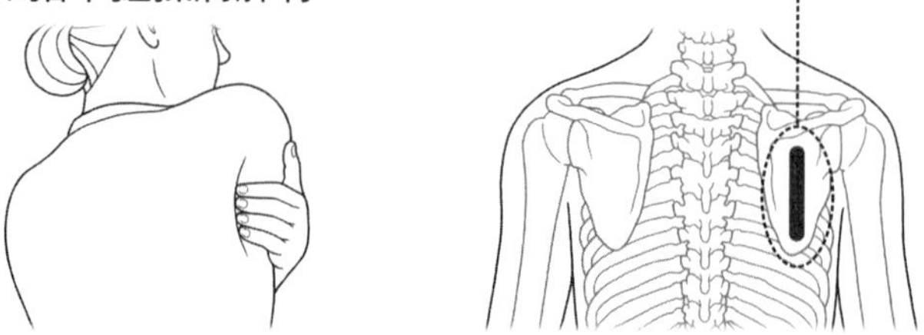

・手指搓揉耳朵上方的頭側位置

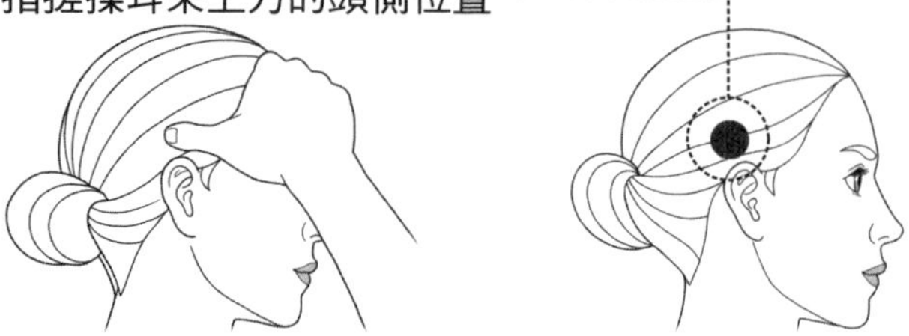

※搓揉耳垂有出現紋路的一側

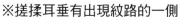

杉本鍊堂小專欄

腦梗塞．腦出血發作的人有一個共通點，那就是幾乎所有的人在發作之前，手臂和肩膀的交會處都曾出現莫名的疼痛。我大約調查了70個人左右，結果幾乎每個人都告訴我「曾經覺得手臂很痛」。

手臂和肩膀的交會處一旦出現氣滯血瘀的情形，發生滯留的該頭側就會變得僵硬或肥大。最後會誘發臟器的梗塞或結石等。肥大就是鬆軟擴張的感覺，會導致出血和發炎。總歸來說，頭側僵硬會造成腦梗塞，肥大會導致腦出血。

●手指搓揉耳朵上方的頭側位置。

※上述動作都是搓揉耳朵兩側有出現紋路的位置。

依照鍊堂先生的理論，腦中風是因為手臂和肩膀的交會處發生氣滯血瘀所引起。運送至腦部的血流若出現障礙，只要一摸手臂和肩膀的交會處，應該會覺得肌肉很僵硬。為了改善僵硬的情形，請用手指仔細搓揉。

為了保險起見，建議連肩胛骨的氣滯血瘀也一併消除。肩胛骨的氣滯血瘀，會造成肩胛骨表面的肌腱和肌肉沾黏在肩胛骨上，記得用手指和指尖以輕輕分離的感覺搓揉。

記得也要搓揉耳朵上方的頭側。請想像著將頭蓋骨與下方筋膜分離的感覺，輕輕搓揉。

錸堂先生認為，搓揉頭側部位意味著更新腦脊髓液。

事實上，在我的患者當中，曾有因為腦出血，原本被宣告無望重回工作岡位的人，靠著自己勤作這一連串的按摩，居然恢復以往的狀況，又能繼續工作。

建議的飲食和保養方法

●適用於腦梗塞：香菇湯

●適用於腦出血：羊栖菜蓮藕

腦梗塞的人，當務之急是恢復血液的清澈以確保血液循環的順暢，所以建議積極食用能溶解體內老舊脂肪的「香菇湯」。說到具備淨化血液效果的食材，紅豆和白蘿蔔也值得推薦。另外，地龍粉（蚯蚓）和「丹參」等保健食品或中藥也可發揮優異的效果。請先詢問醫師。

腦出血的預防之道是強化血管以避免出血，建議積極食用羊栖菜。羊栖菜的形狀和血管相似，剛好和東洋醫學講究的「以形補形」不謀而合。

同時能夠預防梗塞．腦出血的食材是昆布。昆布能夠調整腎經（東洋醫學所說的氣的通道之一），並可望發揮預防高血壓的作用。煮湯或煮味噌湯的時候，不妨使用香菇和昆布製作高湯。

香菇湯的作法

❶把乾香菇（中等大小2朵）和水三〇〇ml放進鍋內，不蓋鍋蓋，以大火加熱。

❷沸騰後轉小火，繼續煮到水分剩下2／3～1／2，再加入醬油1小匙調味。

❸空腹時飲用，每天1杯。

※醬油的量依個人喜好調整，只要自己覺得美味即可。

羊栖菜蓮藕的作法

❶把羊栖菜五〇g折成方便食用的大小，清洗乾淨後，瀝乾水分。

❷把蓮藕一五〇g切成薄片。

❸把1大匙麻油倒進鍋內加熱，放入羊栖菜拌炒。

❹炒到羊栖菜的青草味消失後，加入蓮藕拌炒到變成半透明為止。

❺加入足以淹過食材的水量，蓋上鍋蓋以大火加熱。煮滾後轉中火繼續煮。

❻羊栖菜變軟後加入醬油調味（3～4大匙），再次蓋上鍋蓋慢慢熬煮，直到湯汁收乾。

❼每天食用2～3口。

※依照個人口味調整醬油的份量。

心臟病・高血壓

心臟的作用相當於幫浦，負責把血液輸送到全身。但是，血液的出口和入口如果變得失去彈性或萎縮，心臟的幫浦機能就會降低，引起心律不整和心肌梗塞。所以，促進心臟周圍的血液和淋巴液的循環，使心臟的肌肉保持彈性非常重要。

尤其是心肌梗塞，屬於心臟的血管阻塞所造成的疾病，所以飲食上若攝取過量的油酯，也會造成負面的影響。混濁的血液會妨礙血液循環，千萬不可掉以輕心。

高血壓會增加心臟的負擔，提升罹患心血管疾病的風險。高血壓的成因很難一概而論，但是肯定會受到飲食和壓力所影響。如果發現心臟負荷增加的徵兆，請注意是否有高血壓的傾向。

心臟病・高血壓面診法

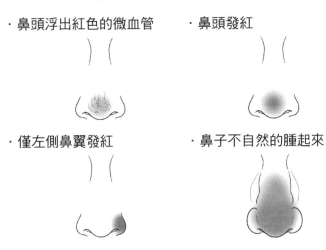

・鼻頭浮出紅色的微血管

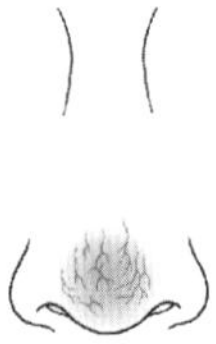

・鼻頭發紅

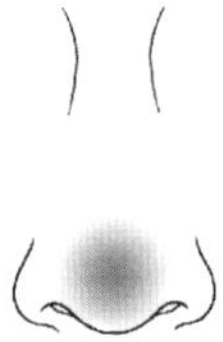

・僅左側鼻翼發紅

・鼻子不自然的腫起來

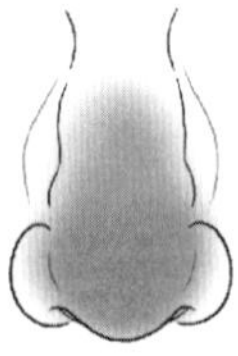

面診法

●鼻頭發紅

●鼻子不自然的腫起來

●鼻頭浮出紅色的微血管

●僅左側鼻翼發紅

心臟的負擔一旦增加，鼻頭就會發紅。為了讓大家更容易了解，我常用搞笑藝人志村健扮演的角色「怪叔叔」來舉例。

心臟的狀況如果持續惡化，微血管會浮現在鼻子表面（參照彩圖第1頁），鼻頭的顏色也會從紅色轉為紫色。希望各位能夠在演變成如此狀況之前及時察覺，並做出妥善的對應。

志村健扮演的怪叔叔一角，單純是為了節目效果所需而將鼻頭塗成紅色，不過提到現實生活中，從鼻子可明顯看出心臟病徵兆的人物，首推俄羅斯的首任總統葉爾欽。葉爾欽在晚年不單是鼻子變紅，鼻子也不自然的腫脹起來。鼻子腫脹，可能是心臟肥大的跡象。心臟病是葉爾欽的宿疾，最後他在二〇〇七年以76歲之齡死於心臟病。

另外，高血壓的人，有時鼻子表面也會出現紅色紋路。

如果只有左鼻翼發紅，可能是瓣膜性心臟病（心臟四個瓣膜當中，部分出現機能障礙狀態）的徵兆。

按摩

預防心臟病的方法

●手指搓揉左側的第2、3、4肋骨之間。

預防高血壓的方法

●手指搓揉右大腿內側、膝蓋和鼠蹊部中間位置。

●手指從左耳上方2cm處往額頭方向搓揉。

預防心臟病的運動

·用手指搓揉左側的第2、3、4肋骨之間

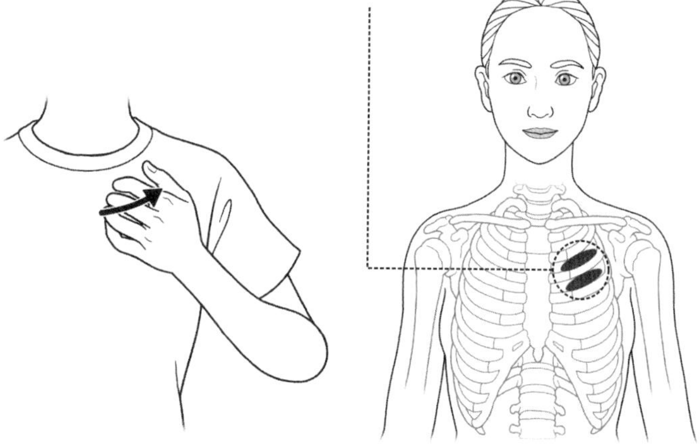

●手指搓揉靠近橫膈膜位置，也就是最下方3排肋骨之間（左右兩側都要按摩）。

搓揉左上部的肋骨之間，以消除血液出入口的停滯，是預防心臟病的方法。這個動作可以改善心臟周邊的血液和淋巴液的循環，有助心臟的運作保持順利。

高血壓的保健動作，前面兩項同糖尿病的保健動作。如同前述，依照天城流湯治療的理論，肋骨的邊緣變硬會導致胰島素分泌產生障礙（參照76頁）。根據鍊堂先生的說法，高血壓和糖尿病一樣，都是肋骨下方受到壓迫所引起。

不過，糖尿病和高血壓的成病原因稍有不同（參照112頁專欄）。不過兩者的共通點是肋骨都會變得僵硬，所以不論是糖尿病或是高血壓，除了進行同樣的動作，再按摩肋骨下方以舒緩僵硬的情形，將有助血壓的調整。

如鍊堂先生所言，同時罹患高血壓和糖尿病的人不在少數。畢竟這兩者都屬於生活習慣病，所以我認為和飲食習慣與運動息息相關。

預防高血壓的動作

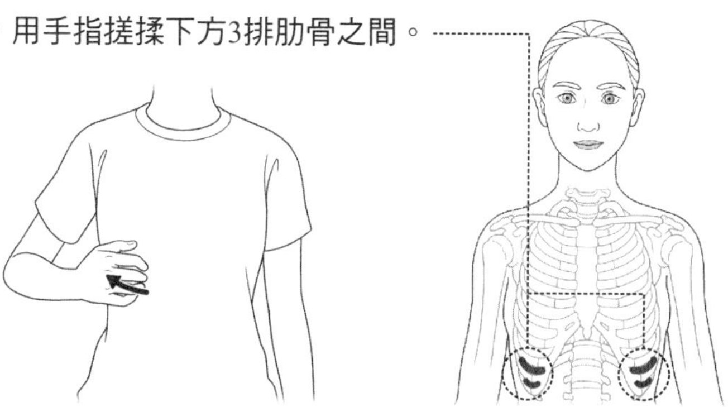

・用手指揉搓位於右大腿內側，也就是膝蓋和鼠蹊部中間的點
・用指尖從右側頭部的耳上2cm處往額頭的方向搓揉
（參照68頁）

杉本錬堂小專欄

我認為右側肋骨邊緣一旦變得僵硬，胰島素的分泌就會產生障礙，導致糖尿病。至於高血壓，則是位於肋骨下方的橫膈膜變硬被往下扯，使通過橫膈膜的大靜脈受到壓迫，造成血壓升高。兩者的成病原因有些相似之處，基本上可以把高血壓的人視為罹患糖尿病的高風險族群。

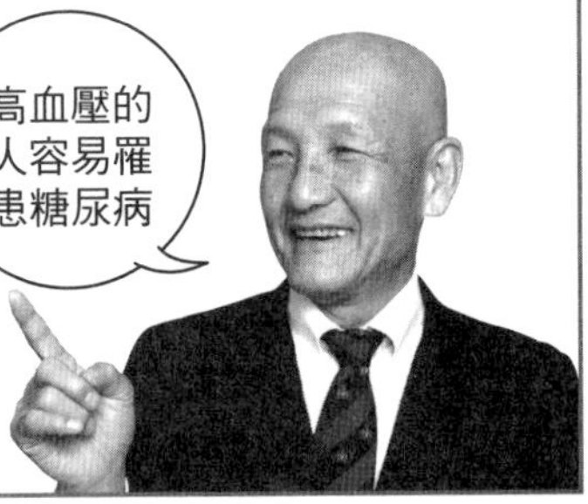

●烤飯糰

苦味的食物有益心臟。接下來為各位介紹這一道吃得到焦香鍋巴的「烤飯糰」。血壓偏高，擔心鹽分攝取過量的人，請自行降低味噌和醬油的份量。

如同103頁的介紹，攝取昆布有益心臟。

以蔬菜類而言，我建議積極攝取苦瓜、青椒、西洋芹、青紫蘇等。飲品方面，以糙米咖啡、蒲公英咖啡值得推薦。這兩樣市面上都買得到，但如果不方便購買，可以用糙米茶和紫蘇茶取代。

養成細嚼慢嚥的習慣，對促進淋巴液的循環也有幫助。

血壓和自律神經有關，所以多做緩慢、深入的腹式呼吸（參照89頁），以及避免讓壓力上身，對患有高血壓的人而言是很重要的。

烤飯糰的作法

❶準備一一〇g的白飯，捏成三角飯糰。

❷把飯糰放在烤魚網或烤架上，慢慢烤至表面變得焦黃。

❸抹上醬油或味噌，繼續烤至表面略出現鍋巴。

❹在另一面也抹上醬油或味噌，同樣烤到有鍋巴。

肝臟疾病

肝臟的功能包括把攝取進體內的食物轉換為在體內可以利用的型態，除了供給能量，也會發揮分解有害物質，將之無毒化的作用。換言之，飲食過量、大量攝取對身體有害的物質，都會增加肝臟的負擔。更何況，肝臟原本就是容易累積壓力的器官。在此提醒大家，日常不良的生活習慣，也會成為肝臟的壓力來源。

正如肝臟有「沉默的臟器」之稱，肝臟疾病的特徵是即使出現不適，也不容易發現自覺症狀。因此，能否從面診法及早發現肝病的徵兆，在病情惡化之前進行適當保健非常重要。

面診法

- **眉間出現縱紋**
- **眉間隆起**
- **眉間發紅**
- **用手按壓右眼的斜上方會痛**
- **眼白整體泛黃**

我想大家都有過這樣的經驗：心情煩躁不安時，眉間會皺成一團，看起來愁

肝臟病的面診法

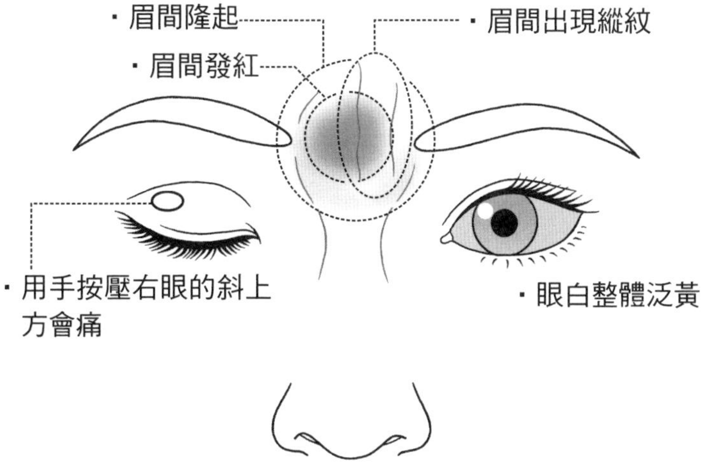

容滿面。肝臟是與怒氣有關的臟器。發怒、急躁不安的情緒會使肝臟感受到壓力，而眉間的糾結便充分反映出這樣的狀態。

當眉間出現縱紋，表示肝臟也同樣出現縱紋。換句話說，這是肝臟機能減退的信號。肝功能一旦下降，血液就無法充分被淨化，而混濁的血液繼續在體內循環之下，只會讓眉間的皺紋愈來愈深，焦慮的情況愈來愈嚴重。

另外，肺部的不適也會反映在眉間（參照85頁）。辨別方法是橫紋是肺部機能減退，縱紋是肝功能下降。

眉間隆起時，表示有肝臟肥大和脂肪肝的可能。原因很可能與甜食和動物性食物攝取過量有關。

糖尿病的徵兆也包括眉間隆起，所以兩者的判定很困難，但大致而言，偏右隆起可能是糖尿病（參照73頁），在正中央隆起的話可能是肝臟不適。

如果情緒穩定，身體也沒有特別活動，眉間卻發紅，表示是肝炎的前兆。引起肝炎的原因包括飲酒過量、刺激性物質攝取過量、骨骼歪斜造成肝臟受到壓迫等。

如果用手指輕輕按壓右眼球的斜上方會覺得痛，表示肝臟正受到過重的負擔。

另外，眼白整體泛黃時，表示眼睛的血液．淋巴液的循環不佳，導致黃疸出現。

黃疸是肝臟和膽囊方面的疾病已經惡化到嚴重程度時會出現的症狀。

按摩

●手指揉搓位於右大腿內側，也就是膝蓋和鼠蹊部中間位置。

●手指搓揉右小腿肚，也就是膝蓋和腳背之間位置。

●手指搓揉右側的第2肋骨和第3肋骨之間，以及肋骨下緣。

改善肝臟疾病的按摩

· 手指揉搓位於右大腿內側的膝蓋和鼠蹊部中間位置

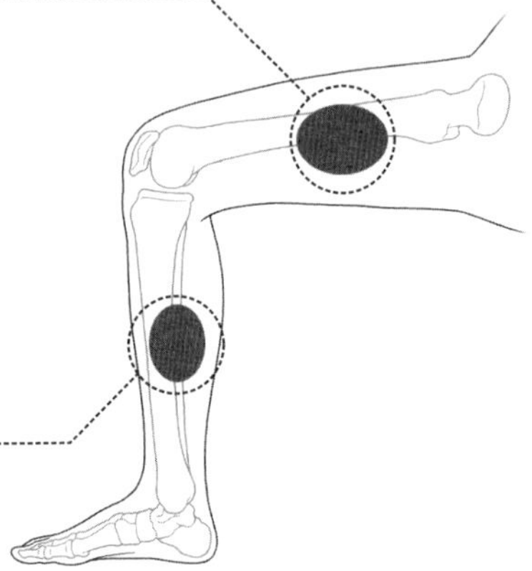

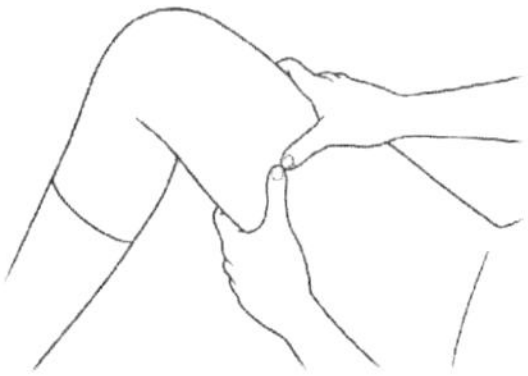

· 手指搓揉右小腿肚，也就是膝蓋和腳背之間位置

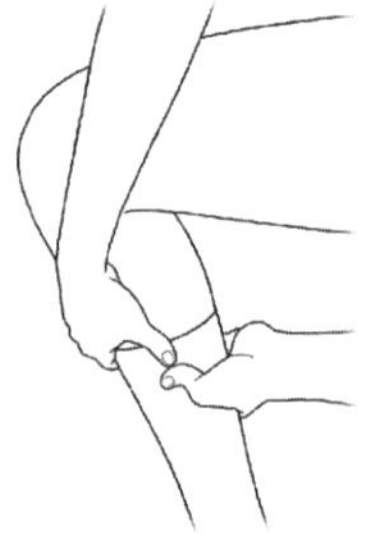

· 手指搓揉右側的第2肋骨和第3肋骨之間，以及肋骨下緣

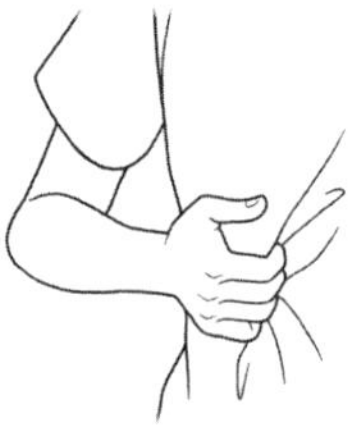

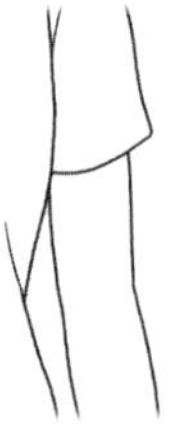

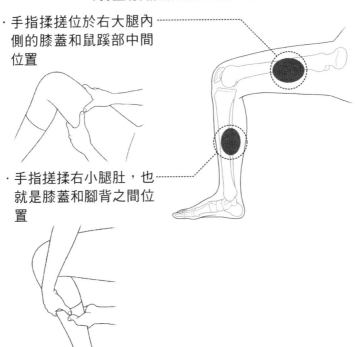

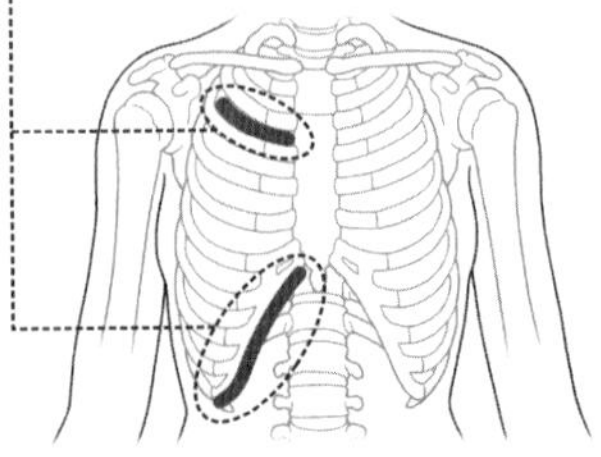

如同在糖尿病的章節已經說明（參照73頁），右大腿內側、膝蓋和鼠蹊部的中間，存在著與肝臟相關的位置。另外還有一處，也就是右小腿肚的膝蓋與腳背中間，也存在著與肝臟相關的位置。

肝臟不適的人，按壓上述的任一位置，都會感覺疼痛，所以應該很容易找得到。搓揉這兩個點，可以刺激與肝臟關係密切的能量通道──「肝經」，藉以提高肝功能。

除此之外，肝臟不適的人，肝臟所在的身體右側也大多因為萎縮，造成血液和淋巴液的滯留，所以記得搓揉右側的第2肋骨和第3肋骨之間以及肋骨下緣，以消除滯留的情形。

建議的飲食和保養方法

●**蛤蜊味噌湯**

●**薑汁貼布**

蛤蜊和牡蠣等貝類，對提高肝臟機能很有幫助。直接購買市售的蜆精無妨，但如果想藉由日常的飲食攝取，向各位推薦「蛤蜊味噌湯」。

肝臟機能和眼睛有關，所以已經在82頁介紹的「梅乾番茶」也很適合肝臟衰弱的人飲用。除了梅乾，適量攝取黑醋、檸檬等酸味的食物也有益肝臟。此外，艾草、鬱金號稱也能發揮保肝的作用。

我們吃下的食物在經過腸子吸收後，都是統一由肝臟負責處理，為了減輕肝臟的負擔，要盡量避免攝取酒精、化學藥物、食品添加物。當然，盡可能不要累積壓力，並保持充足的睡眠讓肝臟充分休息是非常重要的。

在居家保健方面，向各位推薦「薑汁貼布」。作用是促進血液循環，消除血液的混濁和滯留。

蛤蜊味噌湯的作法

❶將二〇〇g蛤蜊浸泡在低濃度的鹽水，吐沙後再沖洗乾淨。

❷把4杯水和蛤蜊倒進鍋內，點火加熱。
❸加熱到蛤蜊殼打開後，加入味噌60g攪拌均勻，關火。
※味噌份量可依個人口味調整。

薑汁貼布的作法

❶用菜瓜布把薑（一五〇～三〇〇g）刷洗乾淨，連皮一起磨成泥。
❷煮一鍋滾水（4～7公升），靜置放涼到70～80℃。
❸用棉布袋過濾❶，再把擠出來的汁液加入❷。
❹把毛巾浸泡在❸，擰乾後敷在肝臟所在之處的右腹。在濕布上再蓋一條乾毛巾保溫。
❺變涼後把毛巾重新浸泡在熱薑汁裡，擰乾後再敷。重複同樣的步驟，共敷約15分鐘。

乳腺炎

正如其名，乳腺炎就是乳腺發炎的疾病，會出現乳房腫脹、發紅、硬塊、疼痛和發燒等症狀。

發病的原因很難一概而論，但主要因素之一被認為是甜食和動物性食物攝取過量。東洋醫學把位於乳頭的穴道稱為「乳中」；這個穴道位於胃的經絡之上，所以被視為與胃部的不適有關。

另外，乳房的不適也會受到手腳冰冷症的影響。乳房的脂肪含量高，血管和肌肉的比例較少，再加上位於體表，所以是容易受寒的部位。

面診法

●顴骨上方隆起

臉頰是反映肺部狀態的部位。換言之，臉頰和胸部有關。臉頰上方若呈現不

乳腺炎面診法

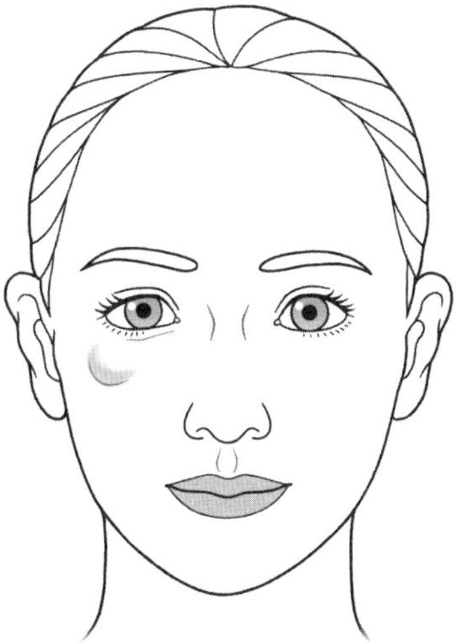

自然的隆起，有可能是乳腺炎。

如果隆起的情形很明顯，大多表示乳腺的腫塊是硬塊；相反的，如果隆起的情形不明顯，表示乳腺的腫塊柔軟。請自己仔細觸摸，確認有無這樣的情況發生。

按摩

●把肩胛骨想成乳房，用手指搓揉和腫脹位置一樣的地方。

乳房的形狀和肩胛骨相似。依照天城流湯治法的理論，形狀相似的部分彼此有關。請各位觸摸乳房，確認腫脹的位置之後，把肩胛骨假想成乳房，用用手指搓揉和腫塊長出的部位一樣的位置。

舉例而言，右側乳房上方腫脹的人，請搓揉右側肩胛骨的上方。實際摸摸自己的肩胛骨，應該不難發現在與乳房腫脹相同的位置上，感覺肌肉僵硬、氣血不順，甚至會覺得疼痛。搓揉的方法是用指尖以抓撓位於肩胛骨正上方的肌肉。

預防乳腺炎的按摩

・把肩胛骨假想成乳房，用手指搓揉和乳腺炎腫脹位置相對的部位

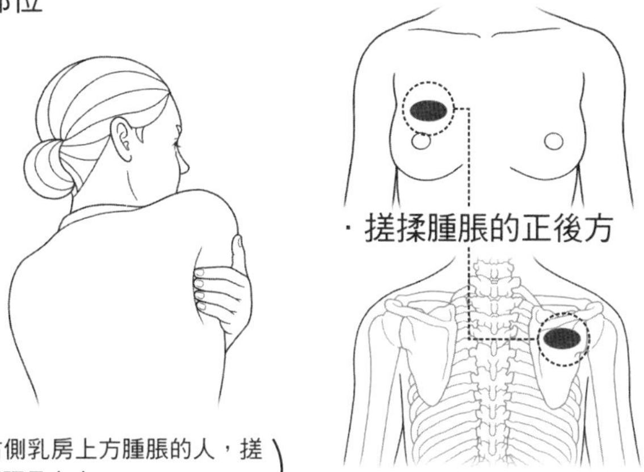

（例如，右側乳房上方腫脹的人，搓揉右側肩胛骨上方）

覺得肩胛骨的肌肉已經搓鬆以後，請再度摸摸乳房，確認腫脹的變化。只要使肩胛骨的肌肉放鬆，就能使腫脹變小，甚至消失。親身體驗的人無不相當訝異。如果腫脹一直不見改善，請務必諮詢醫師。

建議的飲食和保養方法

●紅白蘿蔔湯

為了預防與改善乳腺炎，向各位介紹用磨泥成的紅蘿蔔和白蘿蔔，再加上海苔和梅乾製作的「紅白蘿蔔湯」。

罹患乳腺炎的人，大多是因為甜食和動物性食物攝取過量，導致乳腺被脂肪阻塞。白蘿蔔不但具備溶解體內多餘脂肪的作用，並有抑制發炎的作用。

至於紅蘿蔔和梅乾則能夠發揮淨化血液的作用。為了預防與改善乳腺炎，淨化血液也是相當關鍵的一環。

●豆腐貼布

另外，海苔被視為有益於腎臟的食物。腎臟上方是分泌女性荷爾蒙的腎上腺所在處，所以調整腎臟的狀態，有助內分泌系統的調整。

調整胃部的必要條件是細嚼慢嚥，以及在日常生活中注意身體的保暖。

有乳腺炎困擾的人，適合使用「豆腐貼布」。豆腐可以吸熱，鎮定發炎的症狀。在此補充說明一點，如果確定罹患乳癌，太冷或太熱都不恰當。基本上請記住乳腺炎和乳癌的保養方法並不相同。

紅白蘿蔔湯的作法

❶把2大匙的白蘿蔔泥和2大匙的紅蘿蔔泥倒進鍋內混合，加水1杯，用小火煮到沸騰。

❷把半個梅乾和半片用手撕碎的海苔片倒入鍋內，用小火煮2～3分鐘，再滴入2～3滴醬油調味。

❸每次食用的份量是一半，請現做現吃。

※如果同時吃葷食，加點薑汁更好。

豆腐貼布的作法

❶準備1～2塊（1塊約四〇〇g）木綿豆腐，再把水分充分瀝乾。
❷把❶直接貼在患部並固定，靜待一段時間。
※豆腐貼布的效果約可維持4小時。如果豆腐在敷的過程中變黑，請更換新的豆腐。

便祕、腹瀉

為便祕或腹瀉所苦的人應該不在少數。咀嚼不足和身體發冷，是許多現代人共同的通病。兩者皆會引起胃下垂，造成器官整體下垂而使腸子受到壓迫。因為腸子也跟著下垂，連帶使腸子的功能也減退了。

腸子不適對全身的健康影響甚鉅。腸子的機能若無法正常運作，除了導致廢物與有害物質無法確實排泄，身體也無法吸收必要的營養。

除此之外，掌管免疫力的淋巴球約有70％存在於腸道。腸子若發生問題，會造成免疫力下降，提高生病的機率。另外，根據最近的研究已經證實，腸道菌叢若產生變化，連性格都會跟著改變。換言之，保護腸子的健康，等於同時守護身心的健康。

有便秘或腹瀉困擾的人，表示腸子一定出了某些問題。這時對照自己的臉，必定能夠發現明顯的徵兆。

面診法

●嘴唇向左上方歪，或者向左下方歪。

●下唇左側比較腫或出現斑點。

●下唇左側脫皮、乾燥，顯得粗糙乾裂。

腸子的狀態反映在下唇。下唇右側反映的是小腸，左側則是大腸。

便秘和腹瀉的面診法

下唇右側反映的是小腸，
左側是大腸

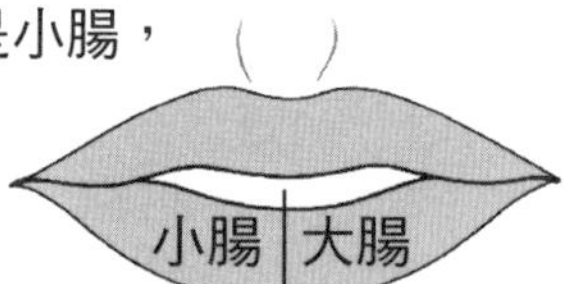

・嘴唇向左上方歪（便祕），或者向左下方歪（腹瀉）

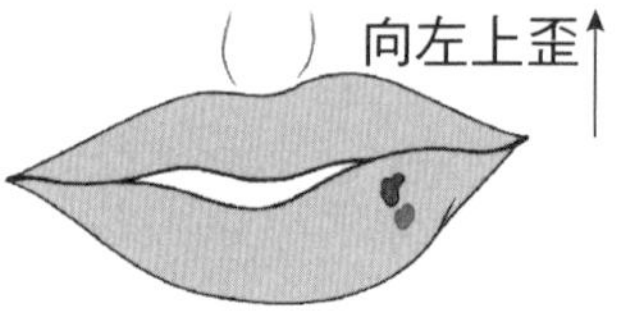

・下唇的左側比較腫或出現斑點（便祕）

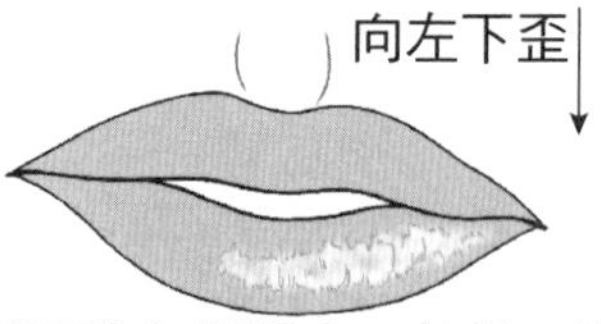

・下唇的左側脫皮、乾燥，顯得很粗糙（腹瀉）

請在鏡子前站直，仔細確認。大多數的情況是，如果嘴唇向左上方歪是便秘，向左下方歪則腹瀉。

腹瀉會導致水分不足，所以下唇左側會發白，變得粗糙乾裂。便祕的人，除了下唇的左側顯得比較腫脹，有時也會出現黑色或紅色的斑點。

按摩

●按摩唾腺

為了減輕腸道負擔，首要的大前提是細嚼慢嚥。另外，確保唾液能順利分泌也很重要。唾液能順利分泌，可以促進消化，進而降低對腸胃的負擔。唾液當中含有調整荷爾蒙的免疫物質。而且也具備殺菌作用，據說有人認為「具有致癌性的食品，只要混合唾液30秒以上，就能變得無毒」。

細嚼慢嚥能促進唾液分泌，所以為了加強唾液的分泌，向各位推薦的運動是按摩唾腺。除了位於耳下的「耳下腺」、位於下頜骨的「下頜腺」、位於舌下的

改善便秘和腹瀉的按摩

・手指從耳下沿著下顎的線條逐漸移動，以按壓的方式給予刺激（按摩唾腺）

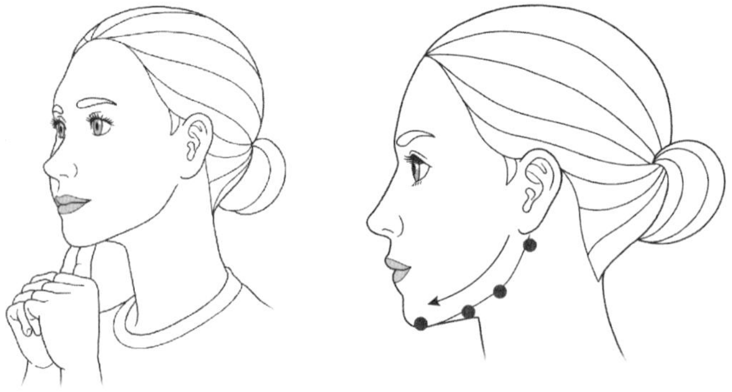

「舌下腺」，天城流湯治法也列入位於下頷腺和舌下腺之間的「黏液腺」，建議各位仔細刺激這四處的唾腺。具體的方法是，手指沿著耳下到下顎的線條逐漸移動，以按壓的方式按摩。每日進行的次數不限，要做幾次都可以。

建議的飲食和保養方法

●葛湯

葛具備整腸作用。改善血液循環的效果也很優異。請以豆科的葛根為原料製成的「葛粉」製成「葛湯」多加飲用吧。

如果要改善腹瀉，把葛粉的份量增加到三倍，製作成「葛膏」服用，效果更好。

●細嚼慢嚥

因食物中毒所造成的嚴重腹瀉，可利用「日式梅干黑燒」（將梅干燒成黑炭狀）獲得舒緩。

為了改善便秘，除了葛湯，也請積極攝取富含纖維的食物。

另外，用餐時請務必提醒自己要細嚼慢嚥。吞嚥每口食物之前，至少咀嚼25～30次。

此外，便秘和腹瀉大多與冰冷症有關，所以平常也要特別注意，勿使身體發冷。

進行腹式呼吸（參照89頁），對腸道也能發揮助益。透過呼吸所帶來的幫浦作用，等於讓器官接受按摩，進而改善腸胃的血液循環。

葛湯的作法

❶把水1杯和葛粉1大匙倒入鍋內，仔細攪拌均勻。
❷加入少許鹽，轉大火加熱。
❸轉至濃稠、透明後，用長筷子仔細攪拌，熬煮。
❹趁熱可以當作日常的正餐或點心。加點薑汁佐味也不錯。

不孕、生殖器官的疾病、頻尿和漏尿

生殖器官和排尿的問題等主要出現在腰部以下的不適，原因出自於腹部變得僵硬。腹部變得僵硬的最主要理由是咀嚼不足。咀嚼不足會增加腸胃的負擔，造成器官下垂。如此一來，生殖器官和附近的括約肌（肛門和位於尿道周圍的環狀肌肉）會受到壓迫；女性會引起子宮和卵巢方面的疾病；男性則會引發攝護腺等機能失調、頻尿、漏尿等各種問題。

咀嚼不足，唾液的分泌會跟著減少。根據鍊堂先生的說法，唾腺和性腺有關。換言之，唾液的分泌一旦失調，陰道分泌液也會減少，導致精子無法一路游到子宮，因而不易受孕。不單是女性，男性的性腺分泌變差，也會提高不孕的機率。

腹部之所以變得僵硬，除了咀嚼不足，也受到下半身發冷、運動不足造成肌肉僵硬的影響。換言之，只要消除腹部僵硬的問題，就能有效改善多數的不適症狀。

面診法

●上顎（鼻子下方到嘴唇的線條）突出

●嘴角泛黑

●嘴角發紅

●嘴角長著永遠好不了的小痘子

上顎突出非先天性的問題，而是後天骨骼的歪斜所造成。上顎屬於此種類型的人，按壓恥骨時應該會覺得疼痛。原因是咀嚼不足，造成腸胃下垂，使恥骨受到壓迫而往前突出。

不孕、生殖器官的疾病、頻尿和漏尿面診法

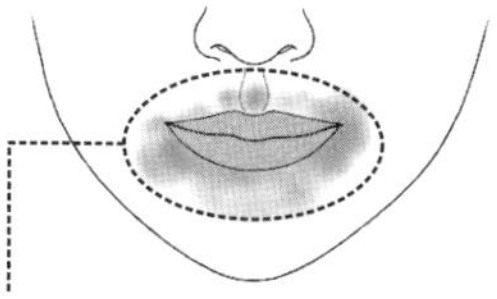

·嘴角發紅

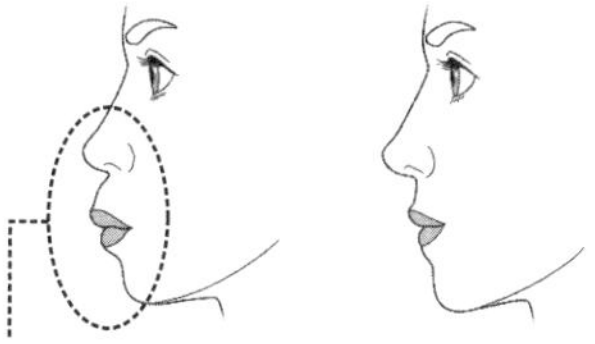

·上顎（鼻子下方到嘴唇為止的線條）突出

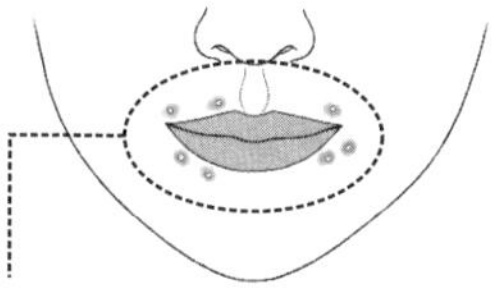

·嘴角長著永遠好不了的小痘子

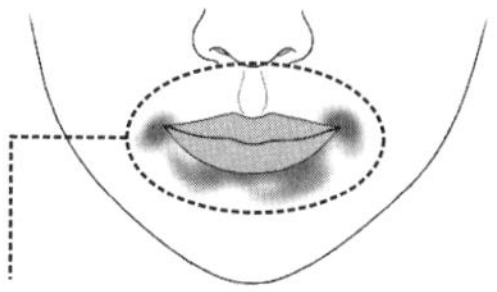

·嘴角泛黑

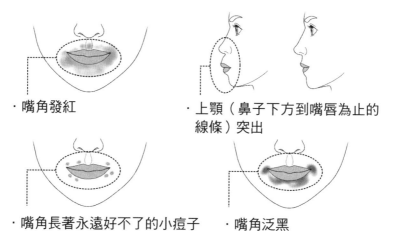

杉本鍊堂 小專欄

根據天城流湯治法的理論，位於下顎周圍的唾腺和位於薦骨的性腺各有四處；其中，耳下腺和子宮頸黏液、顎下腺與皮膚腺黏液、黏液腺與陰道黏液、舌下腺與前庭大腺產生連動。換言之，唾液的分泌一旦減退，會造成性液的分泌惡化。男性也具備上述四大腺體，所以，這四大腺體的功能若處於失調狀態，不論對男女都會造成懷孕不易。

在我們以這個理論為出發點，向27對煩惱於無法懷孕的夫妻進行諮商之後，後續傳出這27對夫妻都順利懷孕的消息。

※人體學、生理學中並沒有黏液腺的說法。

一旦恥骨突出，邊緣變得僵硬，肌肉就會失去彈性，引起頻尿和漏尿。此外，因咀嚼不足導致唾液的分泌減少，連帶使性液的分泌不順，還有因腸胃下垂使生殖器官受到壓迫，也會引發不孕、攝護腺肥大、陰莖勃起障礙、婦科疾病等。

嘴角反映的是生殖器官的狀態，所以請勿忽略嘴角出現的變化。嘴角泛黑是性荷爾蒙的分泌下降的象徵。以女性而言，當嘴巴周圍發紅，表示可能是陰道發炎。如果嘴角出現一直好不了的痘子或疹子，有可能是罹患婦科疾病或性病，建議及早就醫檢查。

按摩

●以手指搓揉左右兩側恥骨下緣。

●女性可以用手指搓揉右小腿肚正中央。

●以「按腹」來軟化腹部。

上顎突出的人，表示恥骨上緣變得僵硬。為了改善肌肉的僵硬，請用手指仔細搓揉左右兩側的恥骨。恥骨上緣有一塊稱為「錐體肌」的三角形肌肉，附著在恥骨結合部之上的左右兩側。按摩時請想像著要舒緩這塊肌肉的樣子進行。

如果是女性，請追加另一個用手指搓揉右小腿肚的正中央的動作，效果更好。

接著說明可以軟化腹部的「按腹」法。這個按摩目的是為了放鬆因咀嚼不足造成腸胃下降，導致被稱為「腹白線」的筋膜因拉扯而變硬，其他變硬的還有「前縱韌帶」、「後縱韌帶」、「黃韌帶」、「棘間韌帶」、「棘上韌帶」。一旦紓解這六處的僵硬情形，血液．淋巴液的循環都會獲得改善。因此不僅限於生殖器官，這個運動對各種因咀嚼不足所引起的器官不適，也能發揮改善的效果。

這個運動的效果堪稱「萬能」，請各位務必親身實踐。

建議的飲食和保養方法

●鹿角菜味噌湯

●注意腎臟的保暖

生殖器官的不適與荷爾蒙有關。荷爾蒙由腎上腺分泌；在東洋醫學中，腎上腺也被納入「腎臟」的經絡。膀胱也是由腎臟掌管的器官，飲食上請積極攝取可以保護腎臟的食物。

改善不孕、生殖器官的疾病、頻尿和漏尿的按摩①

・女性可以用手指搓揉右小腿肚正中央

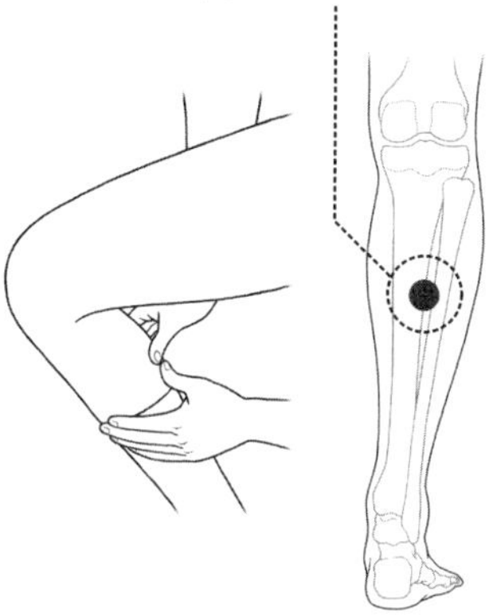

・手指在恥骨左右兩側下緣搓揉

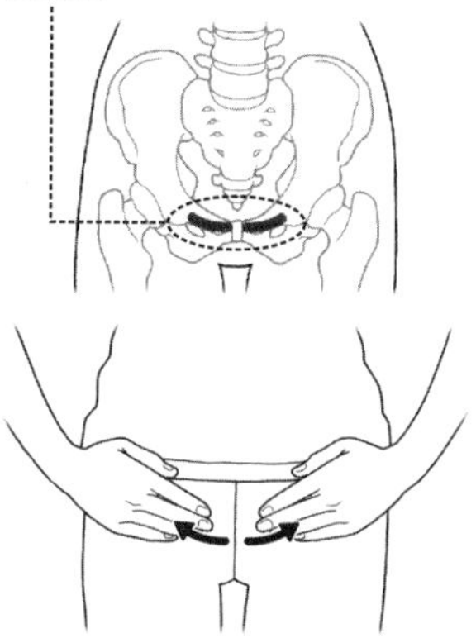

改善不孕、生殖器官的疾病、頻尿·漏尿的按摩②

·以「按腹」來軟化腹部

1 放鬆「腹白線」／指尖搓揉心窩位置、呈V字形的肋骨下緣。再用手指左右搓揉恥骨聯合面上緣。

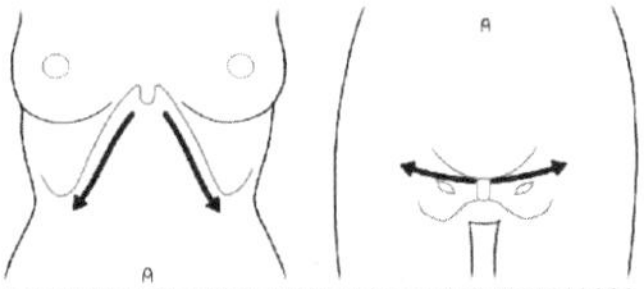

2 放鬆前縱韌帶／指尖放在下唇下方，上下來回用力摩擦3～4次。

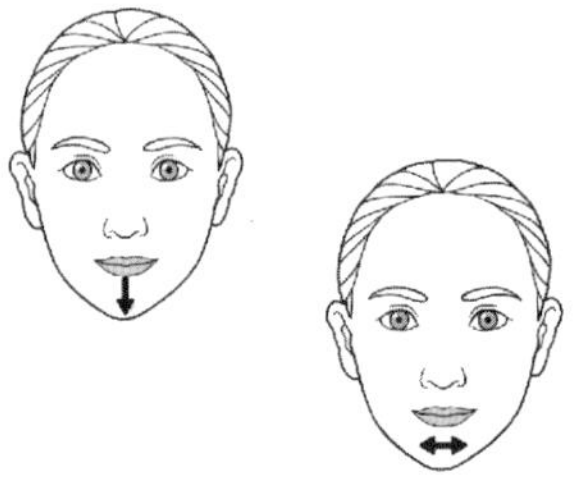

3 放鬆後縱韌帶／指尖放在下唇下方，左右來回用力摩擦3～4次。

4 放鬆黃色韌帶／手指放在額頭正中央，朝頭頂的方向移動到凹陷處（「百會穴」），以指尖前後來回用力摩擦3～4次。

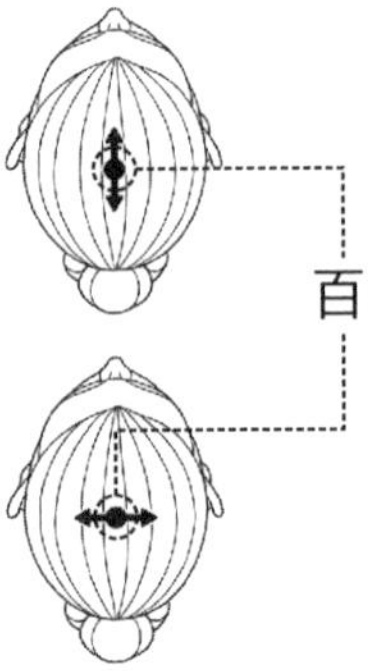

5 放鬆棘間韌帶／接續上一步驟，指尖刺激的百會穴左右來回摩擦3～4次。

6 放鬆棘上韌帶／指尖左右來回用力摩擦尾骨3～4次。接著把手指放到頸椎和頭蓋骨的連接部之上約2cm處，指尖用力左右來回摩擦3～4次。

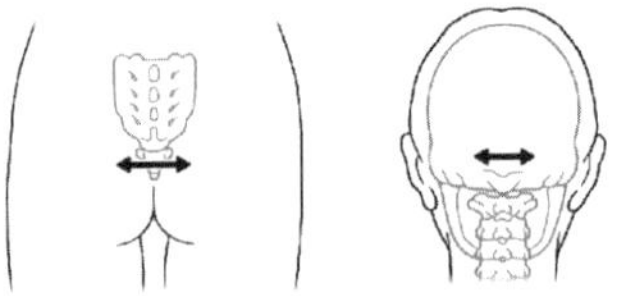

黑色食物能夠讓腎臟恢復元氣，尤其是海藻類和豆類等。除了攝取紅豆和黑豆，更簡單的方式是直接吃海苔，或者飲用「鹿角菜味噌湯」，也能發揮不錯的食療效果。除此之外，我也推薦各位多用木耳入菜，或者在菜餚裡撒些黑芝麻調味。

以保養方法而言，注意腎臟的保暖能發揮顯著的效果。腎臟的位置在腰部，所以請注意腰部的保暖。暖暖包的熱度有限，最好能使用熱水袋或溫熱器具。

當然，腹部發冷的最大原因是咀嚼不足，所以請隨時提醒自己要細嚼慢嚥。另外，消除下半身的冰冷和運動不足的問題也很重要。

鹿角菜味噌湯的作法

❶用高湯和味噌煮味噌湯。

❷加入適量的鹿角菜，略煮即可。

腎臟的保暖方法

❶把裝了熱水（溫度稍微高一點）的熱水袋放在腰部10～20分鐘，直到皮膚稍微發熱的程度。

❷每天熱敷一兩次。

※使用熱水袋時熱敷，可以在皮膚和熱水袋之間墊一條毛巾作為緩衝，避免熱水袋與皮膚直接接觸。請務必注意，以免燙傷。

更年期障礙

凡是因卵巢機能衰退，女性荷爾蒙的分泌急速減少所伴隨出現的種種不適症狀，總稱為更年期障礙。不僅限於女性，男性也會因男性荷爾蒙的分泌減退而引起更年期。

更年期障礙與荷爾蒙關係密切，所以掌管荷爾蒙分泌的腎臟若出現不適，對更年期障礙也會產生影響。此外，荷爾蒙分泌的異常也和自律神經有關。為了預

更年期障礙面診法

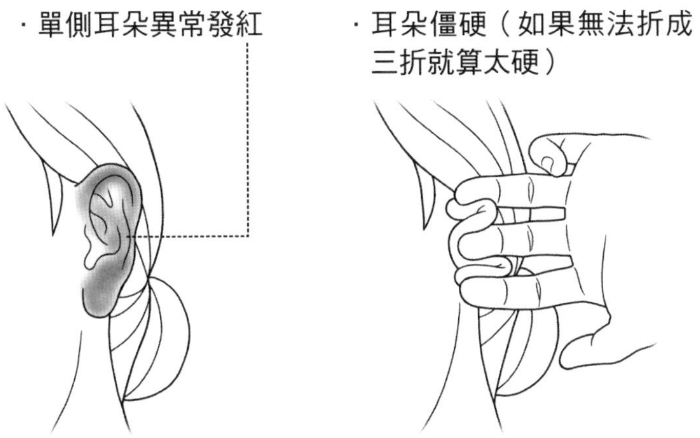

· 單側耳朵異常發紅
· 耳朵僵硬（如果無法折成三折就算太硬）

防與改善更年期障礙，調整自律神經和強化腎臟是兩項最有效的方法。

面診法

●耳朵僵硬

耳朵的形狀就像胎兒倒立的姿態，具有對應全身各處的穴道。此外，東洋醫學基於耳朵和腎臟形狀相似的理由，認為耳朵若出現異常，腎臟也會跟著出問題。其中一項的判斷基準就是耳朵的僵硬程度。

請各位仔細觸摸自己的耳朵，確認「耳朵是否僵硬」。標準是耳朵是否能夠像屏風一樣，上下折成三折。如果無法折成三折，表示耳朵過於僵硬。換言之，這也表示在此情況下，荷爾蒙的分泌可能減退，容易出現更年期障礙。

●單側耳朵異常發紅

如果有單側耳朵異常發紅，可能是荷爾蒙出現分泌異常的情形。

改善更年期障礙的按摩

〈讓耳朵得到放鬆的呼吸方式〉

1 把食指插進耳洞，再用中指和大拇指夾住食指，將耳朵上下折起。

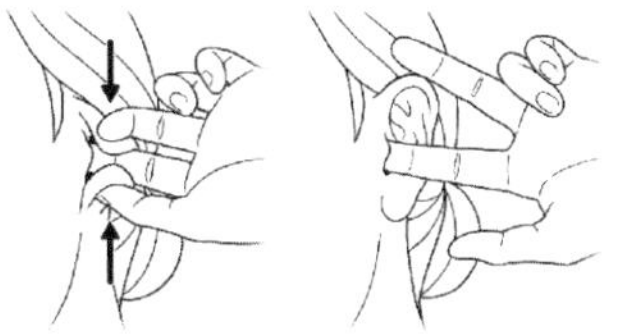

2 接著中指和大拇指輕拉扯耳朵。食指要確實插進耳洞，不要露出來。

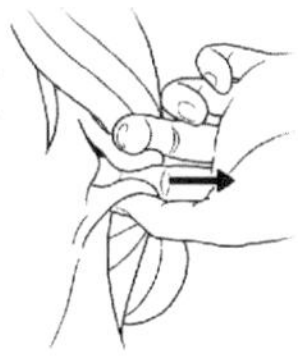

3 此時鼻子緩緩吸氣，再嘴巴慢慢吐氣。重複5次。

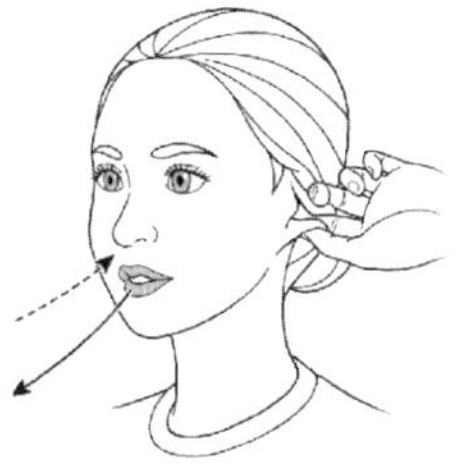

按摩

●利用「放鬆耳朵呼吸法」讓耳朵完全放鬆

為了強化腎臟並改善荷爾蒙的分泌，讓僵硬的耳朵得到放鬆很重要。因為軟化耳朵，有助舒緩更年期障礙所產生的不適症狀。

在此向各位推薦的是「放鬆耳朵呼吸法」方法非常簡單。只要做了這個按摩，耳朵馬上變軟。這個按摩也有活化自律神經的作用，能夠體驗到身體確實變暖和了。

耳朵放鬆了一段時間又會僵硬，所以請在不使耳朵受傷的前提下，只要一想到就多做幾次吧。

建議的飲食和保養方法

●煮黑豆

●泡腳

為了調整荷爾蒙，積極食用具有補腎效果的食物很重要。除了「煮黑豆」，也請多吃在生殖器官・排尿障礙篇章時介紹的黑色食物（參照143頁）。

熱潮紅是更年期障礙最具代表性的症狀之一，這種情況大多是氣（東洋醫學所稱的生命能量）往頭部上升所引起。為了使上升的氣降下來，調整自律神經和消除下半身的冰冷是兩大要務。確實而緩慢的呼吸、利用泡腳以溫暖下半身也可發揮很好的效果，請務必積極實踐。

煮黑豆的作法

❶將黑豆浸泡在水中一晚，泡大。

❷加入醬油和鹽調味，把黑豆煮軟。

※調味料的份量可依個人口味調整。

泡腳的方法

❶把42～43℃的熱水倒進洗臉盆或水桶。

❷把腳伸進去浸泡約20分鐘。

※如果途中水變涼，再倒入熱水補充。小心不要被燙傷。

葛瑞夫茲氏症（甲狀腺機能亢進症）

甲狀腺位於脖子的前面、喉結下方之處，是負責分泌甲狀腺荷爾蒙的器官。在各種甲狀腺相關的疾病當中，葛瑞夫茲氏症（Graves' Disease）是因甲狀腺機能亢進，導致甲狀腺荷爾蒙過度分泌的疾病。症狀包括容易疲倦、異常多汗、脈搏加快，若進一步惡化，也可能引起心臟肥大，進而引發心臟疾病。

葛瑞夫茲氏症的特徵是荷爾蒙的分泌出現異常，所以和自律神經脫離不了關係。據說尤其會受到壓力的影響，所以在壓力龐大的現代社會，患者的人數不斷增加。因此在美國，甚至有愈來愈多人提出「定期健康檢查也應該包含甲狀腺的

葛瑞夫茲氏症面診法

- 右臉比左臉高
- 身體的左側比右側高

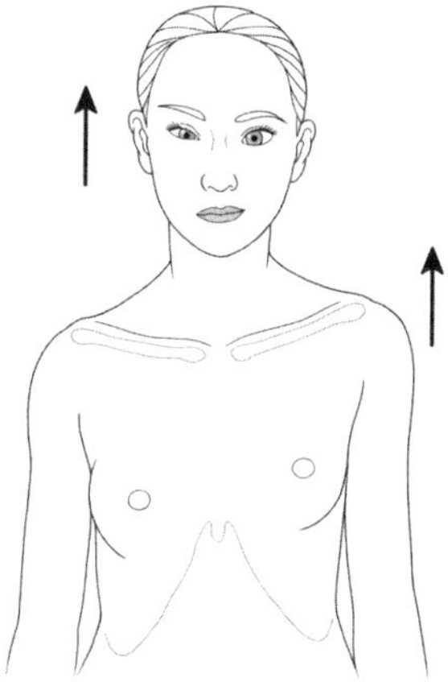

改善葛瑞夫茲氏症的按摩

- 從左側鎖骨的正中央往下，手指分別搓揉鎖骨下緣．和第2肋骨、第3肋骨、第4肋骨、第5肋骨之間（共計四處）。

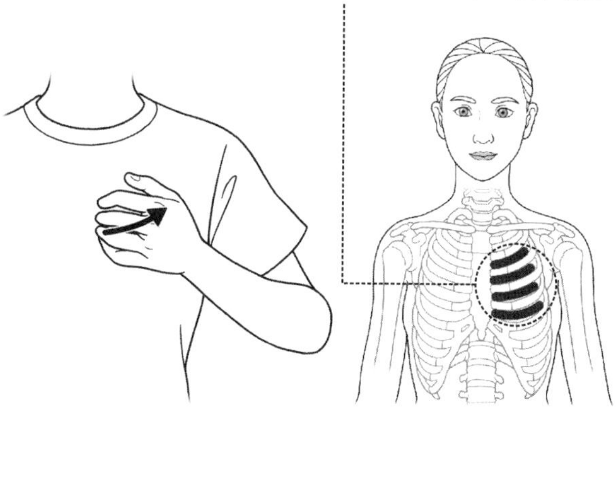

檢查」的主張。

同時它也屬於喉嚨方面的疾病，所以有人認為，容易罹患此病的人，屬於「抱著有話想說卻說不出口的壓力」的類型。

面診法

●右臉比左臉高，但身體的左側比右側高。

一般而言，身體的左側因緊繃而變得僵硬時，臉的左側也會因僵硬而隆起。但如果是右臉發生僵硬，表示甲狀腺有可能出現異常。

罹患甲狀腺方面疾病的人，絕大多數都是臉的右側和身體的左側出現僵硬，很少有看到顛倒過來的例子。

按摩

●從左側鎖骨的正中央往下，手指分別搓揉鎖骨下緣和第2肋骨、第3肋骨、第4

杉本錬堂小專欄

我在前面已經說明「唾腺和性腺各有四處，下顎與薦骨連動」。事實上，我認為這四腺和胸的部分都屬於連動關係。

耳下腺・子宮頸黏液和鎖骨與第2肋骨之間、顎下腺・皮膚腺黏液與第2肋骨與第3肋骨之間、黏液腺・陰道內黏液和第3肋骨與第4肋骨之間、舌下腺・前庭大腺和第4肋骨與第5肋骨之間都會產生連動。

另外，前面也說明過，唾液的分泌改善後，會連帶促進性液的分泌，不過受到影響的似乎還有甲狀腺荷爾蒙。搓揉鎖骨~第5肋骨的周圍，與其相關的唾腺和性腺可能也會受到刺激，因而可能促進甲狀腺荷爾蒙的分泌正常化。實施身體保健時，這些部分確實會產生連動關係，進而改善原本的不適。

※人體學、生理學並沒有黏液腺的說法。

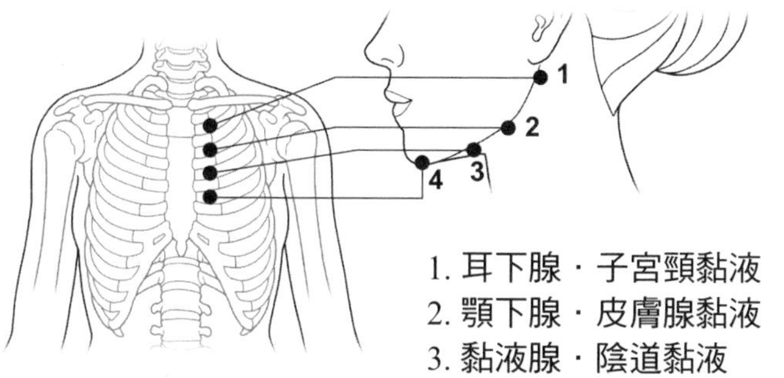

1. 耳下腺・子宮頸黏液
2. 顎下腺・皮膚腺黏液
3. 黏液腺・陰道黏液
4. 舌下腺・前庭大腺

肋骨、第5肋骨之間（共計四處）。

根據天城流湯治法的理論，脖子的肌腱一旦變硬造成血液循環變差，喉嚨左側、鎖骨的下方和第2、3肋骨之間近胸骨處會腫起來，甲狀腺荷爾蒙的分泌也出現異常。請仔細搓揉這些部位，消除僵硬的情形。只要搓揉左側鎖骨下方・第2肋骨・第3肋骨・第4肋骨・第5肋骨之間四個位置，就可以消除因葛瑞夫茲氏症等造成甲狀腺腫起的情形，非常不可思議。

另外，搓揉胸口還基於另一理由。根據鍊堂先生的說法，和位於下顎周圍的唾腺屬於同系統的唾腺也存在於胸和薦骨，所以就像唾腺和性腺會連動一樣，也可能對甲狀腺荷爾蒙產生影響（詳情請參照153頁專欄）。

建議的飲食和保養方法

- ●芝麻鹽
- ●呼吸法

●馬鈴薯貼布

葛瑞夫茲氏症等甲狀腺疾病，對現代醫學而言是一種難以治療的疾病，只能以投予荷爾蒙補充劑的方法治療。但是，前述的按摩有助改善荷爾蒙的分泌，所以在日常生活中養成居家保健ＤＩＹ的習慣，對自律神經的調整應該很有幫助。

至於飲食方面，建議要多攝取富含鈣質的食物。為了調整自律神經，漢方運用的藥材是龍骨（哺乳動物的化石）和牡蠣殼。想必古人從以前就知道這兩種藥材的鈣質含量豐富吧。

若想透過飲食增加鈣質的攝取量，向各位推薦「芝麻鹽」。不過，我要推薦的並不是在一般超市等隨處可見的廉價產品，因為品質不符所需。可以的話，請各位選購品質優量的芝麻，自己動手製作，或從健康食品店等選購品質較好的芝麻。

為了調整自律神經，選擇正確的呼吸法也很重要。不過大家不需要想得太複雜。首先，記得從嘴巴吐氣，吐完氣，再從鼻子吸氣就好了。只要一再重複這個動作就夠了。習慣之後，再加入89頁介紹的腹式呼吸法，效果更好。

另外，當甲狀腺腫較嚴重時，建議試試具備消炎作用的「馬鈴薯貼布」。

芝麻鹽的作法

❶準備黑芝麻和天然鹽。芝麻和鹽的比例是8：2。

❷分別放入鍋內拌炒，不要混合。

❸將炒好的芝麻磨碎，混入炒好的鹽攪拌均勻。

馬鈴薯貼布的作法

❶準備1顆馬鈴薯和薑（薑份量約為馬鈴薯的10%）磨成泥，再將兩者混合。

❷將兩者混合至硬度比耳垂再軟一些，加入麵粉攪拌均勻。

❸把②塗抹在紗布上，厚度為1～1.5cm。

❹把貼布直接敷在甲狀腺所在的喉嚨，時間約為3～4個小時。

※沒有敷馬鈴薯貼布的時候，也要注意勿讓身體發冷。

憂鬱症、恐慌症

憂鬱症和恐慌症等心理疾病也是現代社會中與日俱增的疾病之一。基本上只要到精神科就診，醫師都會開藥。

但是，光靠藥物，並無法獲得根本的治療。而且也不能忽略藥物所帶來的副作用。請大家就自己能力所及，務必親身實踐以下的自我照護方法。

許多罹患癌症等重症的患者，其罹病的背景都與憂鬱症纏身脫不了關係。還有不少人才剛擺脫憂鬱症的糾纏，卻赫然發現癌症已找上門。

打破原有的思考模式並不簡單，但只要靠著幾個身體的護理動作，就能發揮安定精神的效果。因為心靈與身體相互的影響力就是如此強烈。

面診法

●用手把臉的左側（恐慌症為右側）會向外擴。

●左側（恐慌症為右側）鎖骨下方到胸部一帶呈現柔軟膨脹狀態，一壓會痛

憂鬱症和恐慌症，可能是因為咀嚼不足。依照錬堂先生的說法，憂鬱症的人大多習慣用左側咀嚼，而且沒有好好嚼碎食物就吞下，所以造成身體左側出現氣滯血瘀，而恐慌症的人，則大多是用右側咀嚼，沒有細嚼，因而造成身體的右側氣滯血瘀。

罹患憂鬱症或恐慌症的人，摸摸鎖骨下方到胸部一帶，應該會覺得很痛。其中有些人甚至只要稍微被觸碰，就忍不住發出慘叫「好痛」。這種情況表示身體的某一側出現氣滯血瘀。

按摩

●用手指搓揉左側（恐慌症為右側）的太陽穴。

憂鬱症和恐慌症面診法

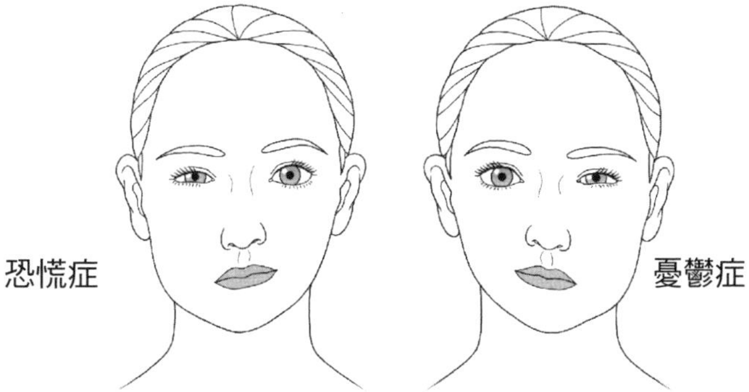

- 用手把臉的左側（恐慌症為右側）會向外擴。
- 左側（恐慌症為右側）鎖骨下方到胸部一帶呈現柔軟膨脹狀態，一壓會痛。

●從左側（恐慌症為右側）鎖骨正中央，以由內往外的方向，依序用手指搓揉鎖骨和第2肋骨、第3肋骨、第4肋骨、第5肋骨之間（共四處）。

●按摩唾腺

減緩肋骨之間的僵硬，和改善甲狀腺疾病的原理相同，都可促進唾液和荷爾蒙分泌的正常化，也有助自律神經的調整。鎖骨中央的線條對應的是心臟系統，內側對應的是胃和大腸。換言之，正因為心臟和大腸感到疼痛，所以才會罹患憂鬱症。請務必仔細搓揉會感到疼痛的地方。

按摩唾腺目的是藉以改善因咀嚼不足而減退的唾液分泌機能。唾液本身具備調整自律神經和安定精神的作用。我本身有在做氣功，其中常常在做的是「吞嚥口水」。吞嚥口水的動作，可以讓上去的氣下降，發揮保持心情平穩的作用。憂鬱症和恐慌症患者的呼吸大多是又急又淺，而且氣通常都處於上去下不來的狀態，所以有必要多按摩唾腺，幫助唾液分泌。

氣滯血瘀的部分若出現在胸部，造成臉部僵硬，頭蓋骨的根部（太陽穴位

改善憂鬱症和恐慌症的按摩

· 用手指搓揉左側（恐慌症為右側）的太陽穴。
· 從左側（恐慌症右側）鎖骨的正中央，以由內往外的方向，依序用手指搓揉鎖骨和第2肋骨・第3肋骨・第4肋骨・第5肋骨之間（共四處）。

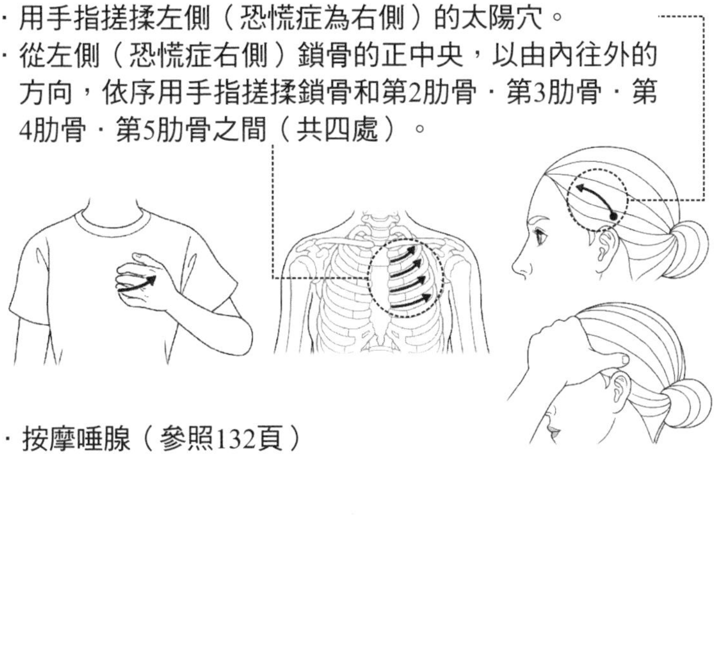

· 按摩唾腺（參照132頁）

置）也會跟著感覺疼痛，所以這裡也要仔細搓揉。

建議的飲食和保養方法

●肉桂茶

●細嚼慢嚥

●抬頭

憂鬱症和恐慌症的患者，除了注意攝取充分的礦物質，也要留意勿讓身體發冷。

建議多攝取薑、紫蘇、蕗蕎等氣味濃厚的蔬菜和辛香料，還有藉由柑橘類水果的酸味，幫助滯留的氣恢復循環。飲用加了肉桂的「肉桂茶」，應該有助心情的放鬆，發揮舒壓的效果吧。用來製作肉桂茶的茶，以紅茶、番紅花茶、洋甘菊茶為宜。尤其是洋甘菊茶，更有調理肝臟的效果。憂鬱症患者多是肝臟的自律神經過於亢奮，所以飲用肉桂茶，可以發揮抑制自律神經的效果。

另外，為了促進唾液的分泌，養成細嚼慢嚥的習慣也很重要。改善唾液的分泌除了有助自律神經的調整，多咀嚼也能促進腦部的血液循環。

憂鬱症或恐慌症的患者，經常過度在意別人的眼光，但為了自己的身體健康，請盡量不要和別人比較，或過於在意別人對自己的評價吧。話說回來，明知不需要在意，卻忍不住過度在意的心態，正是憂鬱症或恐慌症患者最不容易擺脫的地雷。遇到這種情況時，請把焦點集中在「看」，而不是「被看」。舉例而言，搭捷運時，不要在意周圍的眼光，而是把精神集中在觀察別人的穿搭，或者車廂廣告。光是這樣的改變，我相信應該就能減輕不少心理負擔。

精神和身體會彼此連動，所以光是改變自己的視線，心理的狀態也會跟著產生變化。人在情緒低落時，常常不自覺的低著頭，但眼光往下垂，會讓腦部做出「現在想要變得消極」的判斷。所以，我們要反向操作，刻意抬高自己的視線，用意是騙過大腦，好讓自己的心情變得積極。請各位務必試試這個小技巧。

肉桂茶的作法

❶依照個人喜好泡好茶，例如紅茶、番紅花茶、洋甘菊茶。

❷在茶裡灑入肉桂粉，或放入肉桂棒。

※如果選擇番紅花茶，可以選擇市售的產品，或者把當作烹飪香料使用的番紅花粉直接倒入熱水。

痔瘡

痔瘡的成因除了是長期累積的便秘或腹瀉所引起，以女性而言，還有生產時受到壓迫；男性也有很高的比例是肝臟的靜脈阻塞所致。

痔瘡的問題在於血液循環不佳，所以不宜長時間維持坐姿。冰冷也是需要當心的問題。另外，咀嚼不夠仔細的人，通常從喉嚨的右側吞嚥食物，如此一來也會壓迫到直腸和肛門，造成血液循環不佳。

所謂的「肛裂」，如同字面的意思，就是肛門的皮膚裂開，出現傷口。「痔瘡」則是靜脈瘀血，導致肛門的內側或外側形成球狀的靜脈瘤。「脫肛」則是腸子鬆弛，從肛門露出的狀態。

面診法

●下唇中央裂開

●下唇中央一直長出皰疹好不了

●下唇中央隆起

在「便祕、腹瀉」章節已經提過，腸子的狀態反映在下唇。便祕和腹瀉的徵兆出現在下唇的左側，而痔瘡的徵兆則出現在嘴唇中央。

下唇中央裂開是「肛裂」，一直長出皰疹好不了的話是「痔瘡」，如果下唇隆起有可能是「脫肛」。

改善痔瘡（肛裂、痔瘡、脫肛）面診法

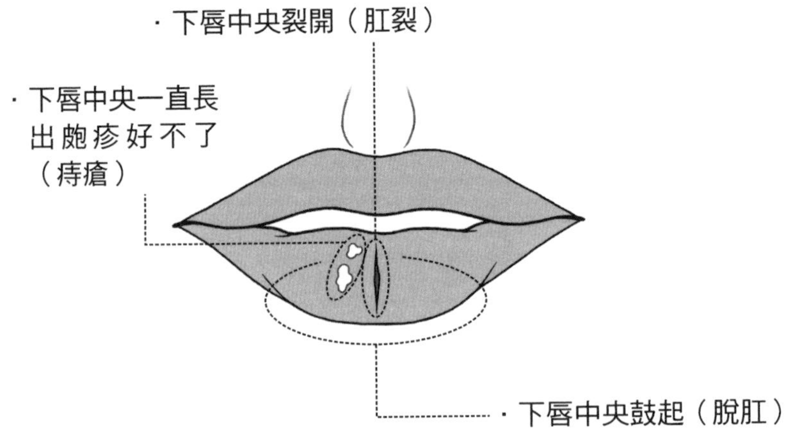

按摩

●用手指搓揉右大腿內側、膝蓋再稍微往上位置。

●用手指搓揉肚臍右側位置。

●用手指搓揉右側（左右大腿根部）鼠蹊部位置。

右大腿內側、膝蓋再稍微往上的部位是小腸和直腸的對應點。搓揉這個位置可以消除肛門附近，也就是直腸附近的氣滯血瘀，有助血液循環的順暢。

另外，咀嚼不足會增加十二指腸的壓力，而搓揉位於肚臍右側、與十二指腸對應的部位，還有位於右側鼠蹊部、直腸與肛門對應的部位，可以達到改善的效果。

建議的飲食和保養方法

●羊栖菜蒟蒻

因為肝臟不適所引起的痔瘡，請參考113頁的「肝臟疾病」的說明，進行肝臟

改善痔瘡（肛裂、痔瘡、脫肛）的按摩

· 用手指搓揉右大腿內側、膝蓋再稍微往上的部位

· 用手指搓揉肚臍右側的部位

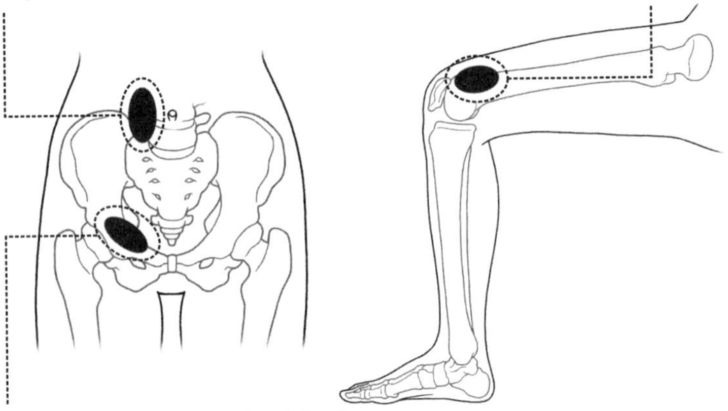

· 用手指搓揉右鼠蹊部的部位

的自我保健。如果是冰冷症和血液循環降低造成的痔瘡，加強身體的保暖以改善血液循環是當務之急。

為痔瘡所苦的人，很適合食用有腸道大掃除之效的「羊栖菜蒟蒻」。保持腸內通暢，對肝臟保健也很有幫助。

說到其他富含食物纖維的食物，蘿蔔乾絲和牛蒡茶也相當值得推薦。根莖蔬菜、82頁介紹的「梅乾番茶」，也有改善冰冷症的效果。木耳、無花果、十字花科的蔬菜（高麗菜、綠花菜等），都很值得推薦。

羊栖菜蒟蒻

❶把50g羊栖菜清洗乾淨再將水分瀝乾。

❷把蒟蒻塊（二五〇g）用鹽搓揉乾淨，再放入滾水煮20分鐘以去除澀液，最後切成短短的薄片。

❸在鍋裡熱1大匙麻油，放入蒟蒻和羊栖菜拌炒，再加水3～4杯燉煮。

❹煮到湯汁剩下2／3左右，加入3大匙醬油煮到入味。

失智症

進入高齡化社會，失智患者人數的增加，是不可忽略的重大問題之一。高齡會使風險增加的一大重要原因是運動量隨著年齡的增長而變得不足。另外，享受嗜好帶來的樂趣、和人互動的機會也減少了，換言之，接受的刺激減少也是另一項重要原因。

最近有研究指出糖尿病和罹患失智症的關聯性。一旦罹患糖尿病，全身的血管都會受到損傷，連腦部的血管也不例外。腦部血管受損後，對腦部的血液循環當然會造成妨礙。曾經有人說「糖尿病是一種會讓人逐漸厭世的疾病」。明明只要有心，就能夠將之徹底擊退，但許多人卻因飽受糖尿病的折騰，失去對生命的熱情。就「活著了無生趣」「失去活下去的動力」「活著壓力好大」的觀點而言，糖尿病或許和失智症有異曲同工之處。

●下唇左側向上歪，頭左側偏上方位置也有些歪斜

下唇的左側之所以向上歪，如同前述的說明，這是便秘的徵兆。另外，根據天城流湯治法的理論，若頭部的左側稍微往上方歪斜，表示胰臟變得衰弱。如果這個部分變得僵硬，一壓會覺得痛的人，表示腦髓液的循環變差，導致注意力不易集中，時常有倦怠感。

依照天城流湯治法的理論，便秘會造成大腸的壓力，在此影響之下，胰臟會變得僵硬。處於這種情況時，表示失智症正持續惡化。因此，各位應該不難理解為何會有「糖尿病患者容易罹患失智症」的說法。

鍊堂先生曾發出這樣的警告「因為便秘導致胰臟血氣停滯，除了失智症，也會引發各種身體不適的症狀」。

失智症面診法

· 下唇左側向上歪，頭左側偏上方位置也有些歪斜

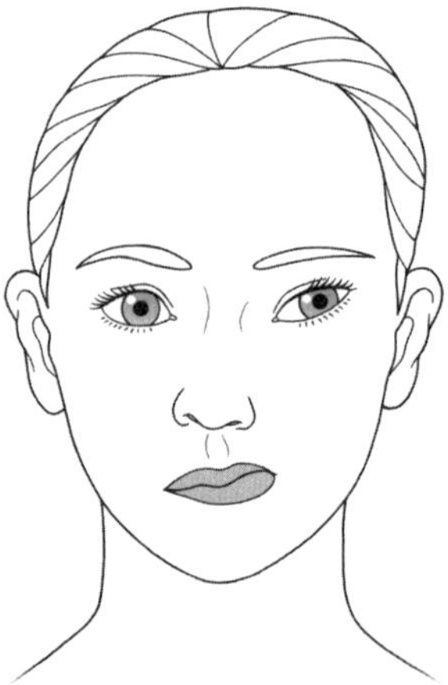

按摩

●手指搓揉左側腸骨邊緣。

●手指輕輕搓揉肚臍左側位置。

搓揉左側的腸骨邊緣使其軟化，大腸的僵硬情形也會得到舒緩。

肚臍左側是胰臟的對應位置。胰臟的負擔若是增加，這個部分就會產生血氣滯留的情形，一摸應該會覺得痛。搓揉此處時，請不用太過用力，輕輕搓揉即可。

建議的飲食和保養方法

●蔥花納豆

為了改善腦部的血液循環，請多積極攝取能夠淨化血管的白蘿蔔、蔥韭等辛香料蔬菜、菇類。納豆也是相當值得推薦的品項。納豆含有的納豆菌，具備溶解血栓的作用。如果再加點蔥，做成「蔥花納豆」更好。調味方式可依個人喜好，

預防失智症的按摩

· 手指搓揉左側腸骨邊緣

· 手指輕輕搓揉肚臍左側位置

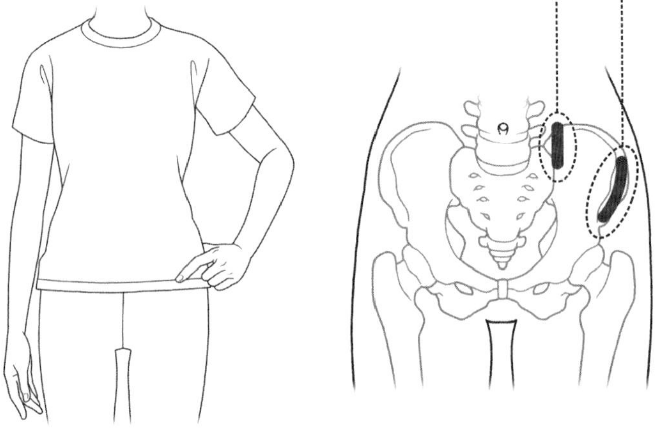

例如加入少量醬油等。

想改善腦部循環的人也建議服用前述解說腦中風時提到的地龍粉（蚯蚓）和「丹參」等保健食品或中藥。

另外，失智症雖然是腦部的問題，但也和老化脫離不了關係。為了確保既是生命的根源，也是維持青春活力的關鍵能夠發揮正常運作，腎臟的保健顯得至關重要。請參考90頁「腎臟病・腎結石」的篇章，實踐腎臟保健的方法，以保持腎臟的健康。

當然，為了預防失智症，養成仔細咀嚼的習慣也非常重要。另外，為了避免運動不足，請盡量找機會活動身體。我太太的祖母一直活到年紀一大把了，依然精神抖擻，神采奕奕。最後她老人家在二〇一六年以一〇二歲之高齡壽終正寢。她在99歲之前，每天都固定走路2個小時，與失智症無緣。

即使上了年紀，唯有快樂的回憶，大家還是常常津津樂道呢。請各位也多多培養興趣，或者積極和人互動交流，讓自己盡量過得沒有壓力，以健康長壽為目標吧。

胃部不適

胃部不適和咀嚼不足與壓力有關。

因胃酸分泌過度造成胃壁受損，就是所謂的「胃炎」。尤其是唾腺中的顎下腺，其作用是預防胃壁受到胃酸刺激而發炎，但如果因咀嚼不足造成顎下腺無法分泌足夠的唾液，胃炎就會發生。如果情況進一步惡化，為了排出多餘的胃酸會引起逆流，造成所謂的「逆流性食道炎」。胃部的出口如果受損，可能會惡化成「十二指腸潰瘍」。

此外，胃部衰弱會造成身體的緊實度下降。淚腺會變得鬆弛，身體容易不正常出血。嘴巴張開，或會張著眼睛睡覺的人都要特別當心。或許是胃部衰弱，造成肌肉鬆弛也說不定。

面診法

●上唇左側變得粗糙、流血

●右側上下唇交界處裂開

相較於下唇反映的是腸子的狀態，上唇反映的則是胃的狀態。胃酸從左往右流，所以上唇的左側是胃的上部，右側是胃的出口，相當於十二指腸。

發現上唇的左側顯得粗糙甚至流血時，表示可能是胃炎或逆流性食道炎等。可能的原因包括壓力過大或過度攝取刺激性物質。

上下唇的右側交界處裂開時，表示胃下部和十二指腸狀況不佳。如果長出皰疹，表示有十二指腸潰瘍的可能。胃的下部和十二指腸的不適，可能是受到飲食過量或咀嚼不足的影響。

按摩

●按摩左右兩側顎下腺。

胃部不適的面診法

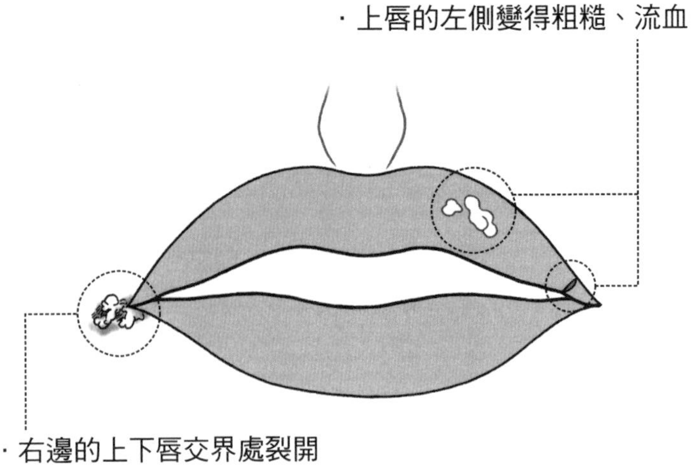

· 上唇的左側變得粗糙、流血
· 右邊的上下唇交界處裂開

●用手指搓揉左側的第2．3．4肋骨之間。

胃炎和逆流性食道炎的人，如果按壓自己的顎下腺，應該會覺得很痛。原因是負責中和胃酸的唾腺之一的顎下腺，因為僵硬而萎縮所致。

我記得以前常常看到醫師替病人診療時，如果聽到對方表示「肚子痛」，都會摸摸對方下巴的下面。紓解僵硬的下顎以改善顎下腺的分泌，有助胃酸的中和。如果出現胃和十二指腸狀態變得不佳的徵兆，請依照132頁的說明按摩唾腺，讓位於下顎骨內側的顎下腺充分放鬆。

感覺胃部出現刺痛感時，搓揉肋骨之間，可發揮舒緩的效果。用手指以往外推的方式按摩，可以減輕疼痛。不過，按摩無法根治胃部的不適。請把它當作一時舒緩疼痛的方法。

改善胃部不適的按摩

・按摩左右兩邊的下頜腺（參照131頁）
・用手指搓揉左邊的第2・3・4肋骨之間

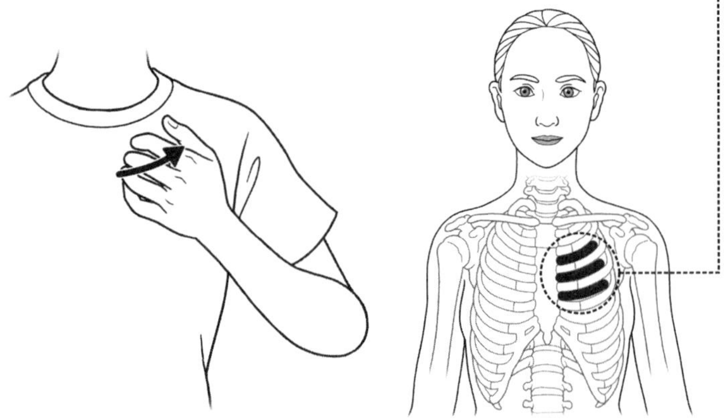

建議的飲食和保養方法

●葛湯
●梅乾番茶
●炒糙米

在「便祕．腹瀉」篇已介紹的「葛湯」，也有舒緩胃部不適的效果。葛可以修復腸胃的黏膜，抑制發炎。至於葛湯的作法，請參照133頁。

「梅乾番茶」是說明「白內障、青光眼」的章節時介紹的保健飲品。它的作用是幫助整個消化系統能夠快速吸收營養，包含肝臟，所以對胃也有幫助。作法請參照79頁。

另外，自然的甜味對胃有益，所以不妨多攝取雜糧。為了培養細嚼慢嚥的習慣，建議各位把炒過的糙米當作零食。咀嚼炒過的糙米，可以促進唾液大量分泌；胃酸得到中和，對胃炎和胃潰瘍自然能發揮改善的效果。此外，也有研究報告顯示食用炒過的糙米，可以增加有抑制癌細胞效果的β葡聚醣同位體——α葡聚醣，意即提高免疫力。

我也經常向人推薦愛德格・凱西（Edgar Cayce透過催眠回答疾病的原因和治療方法，善用許多自然療法，有『整體醫學之父』的封號）推薦的「榆樹皮茶」。榆樹皮茶是以磨成粉的榆樹皮製作而成，屬於香草茶，據說有修復腸壁的作用。可透過網購等管道購得。

除了飲食之外，請別忘記壓力也是胃部不適的另一個原因。

炒糙米的作法

❶把糙米放進平底鍋，拌炒到稍微爆開的程度。

❷炒好後當作點心食用，每吃一口咀嚼約50次。

血脂異常

所謂的血脂異常，表示壞膽固醇和三酸甘油酯過高，還有好膽固醇過少的狀態。

造成血脂異常的原因因人而異，有些人是因為飲食過量和運動不足造成脂肪堆積，但也有些人是基於遺傳因素，導致體質不易分解脂肪。另外，負責分解脂肪的膽囊和胰臟的功能一旦減退，也會招致血脂異常。

壞膽固醇和三酸甘油酯如果超標太多，會使血管受損，促進動脈硬化發生。動脈硬化會提高心血管疾病和腦部疾病的風險，所以只要發現血脂異常的徵兆，請即時做出對應，從生活習慣的改善下手吧。

面診法

●上眼皮出現黃色的脂肪粒

身體如果囤積過多的壞膽固醇和三酸甘油酯，皮膚和手腳的肌腱有時會形成脂肪粒。以臉部而言，大多出現在上眼皮和下眼皮。因為是脂肪，特徵是顏色稍微泛黃（參照彩圖第2頁）。

除了臉部以外，腳部阿基里斯腱也可能長出脂肪粒，甚至看起來腫脹。

按摩

●手指搓揉右大腿內側、膝蓋和鼠蹊部中間位置。

●指尖從頭右側耳上2cm處往額頭方向搓揉。

為了促進脂肪的分解，首先要提升肝臟和膽囊的機能。右大腿的內側、膝蓋和鼠蹊部中間的位置是肝臟的對應點。請用手指確實搓揉以消除僵硬。

如同前面在糖尿病的章節所述，肝臟一旦變硬萎縮，肋骨的邊緣也會變硬。此處的僵硬會使胰臟在分泌胰島素時受到阻礙。和右大腿的對應位置一樣，請同樣用手指仔細搓揉右耳上方到額頭一帶。用意是軟化僵硬的肋骨邊緣，促使胰島素的分泌和肝臟機能恢復正常運作。

血脂異常面診法

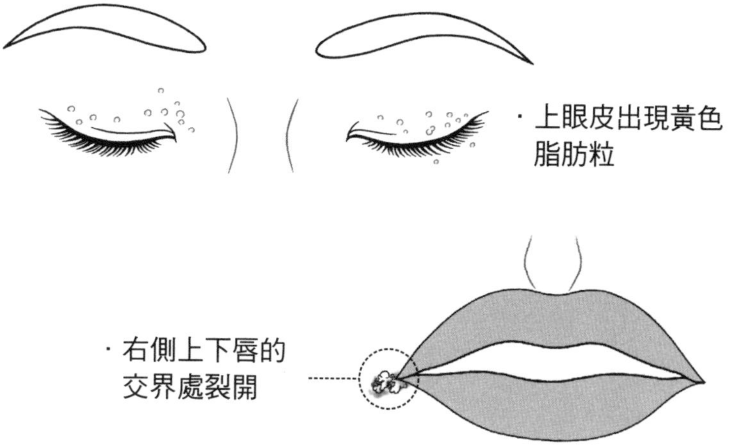
· 上眼皮出現黃色
脂肪粒
· 右側上下唇的
交界處裂開

建議的飲食和保養方法

●醋拌香菇海藻

菇類和海藻類的作用之一是減少血液中的脂質。經日光曬乾的香菇和木耳也很有幫助，建議有血脂異常的人不妨積極攝取。若能排出體內多餘的脂肪，想必膽固醇值也會跟著下降。除此之外，動脈硬化也可望得到改善，過高的血壓也能夠恢復正常吧。

蘿蔔乾和凍豆腐等乾貨類也相當值得推薦。不過要特別注意的是，價格低廉的產品可能是以機械風乾而成。請儘量挑選經過日曬烘乾而成的製品。

醋拌香菇海藻的作法

❶把2朵香菇切成絲，半包鴻禧菇撕成小朵，再把半包杏鮑菇對半切成兩塊。

❷用水把海帶芽（1大匙）泡開，再成一口大小。

❸把麻油倒進平底鍋，放入❶拌炒。

改善血脂異常的按摩

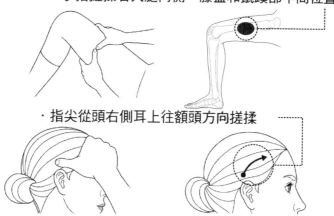

・手指搓揉右大腿內側、膝蓋和鼠蹊部中間位置

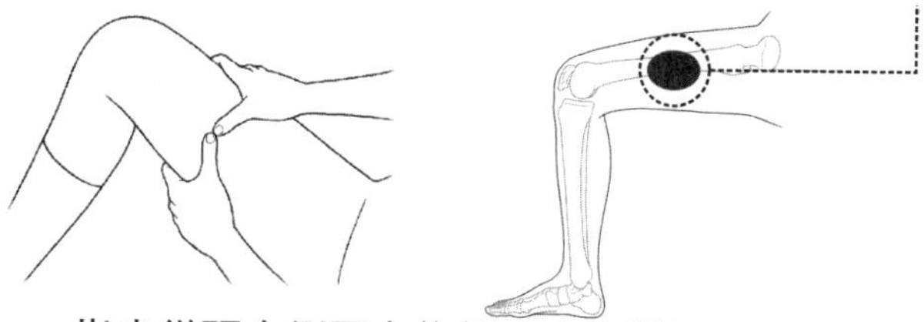

・指尖從頭右側耳上往額頭方向搓揉

❹用3大匙醋、少許鹽、少許醬油、薑泥（4片）和勻❷和❸。

鼻炎、鼻塞

我認為鼻炎和鼻塞，和小腸與大腸有關。如果因咀嚼不足對小腸與大腸造成負擔，小腸與大腸系統便會阻塞，連帶造成鼻道不通暢。小腸系統在右，大腸系統在左，所以小腸狀況不佳的人，右側的鼻孔容易不通；大腸衰弱的人，左側的鼻孔容易不通。

東洋醫學的「五行論」認為肺部與大腸與皮膚相通。換句話說，腸子若出狀況，肺部和皮膚也會跟著遭殃。當然情況也可能顛倒過來。腸子出現不適時，鼻子也可能受到影響。

面診法

●鼻樑右側（或左側）正中央隆起

如果是鼻樑的右側隆起，表示右側的鼻孔容易阻塞。代表小腸的狀況不佳。

如果鼻樑的左側隆起，表示左側的鼻孔容易阻塞。這也暗示著大腸的狀況不佳。

按摩

●用手指捏住鼻子扭轉90度約10秒。再捏住鼻子反方向扭轉，一樣是90度，維持10秒。

做的時候可能覺得有點痛，但只要這麼做鼻子就會通了。除了感覺鼻道暢通，甚至連面相都可改變。

建議的飲食和保養方法

●用加了鹽的茶水沖洗鼻子

為了舒緩鼻炎的症狀，推薦各位以「加了鹽的茶沖洗鼻子」。除了鹽的功效，再加上番茶含有的單寧酸，可以讓腫脹的鼻子黏膜變得緊實。

鼻炎和鼻塞面診法

· 鼻樑右側（或左側）正中央隆起

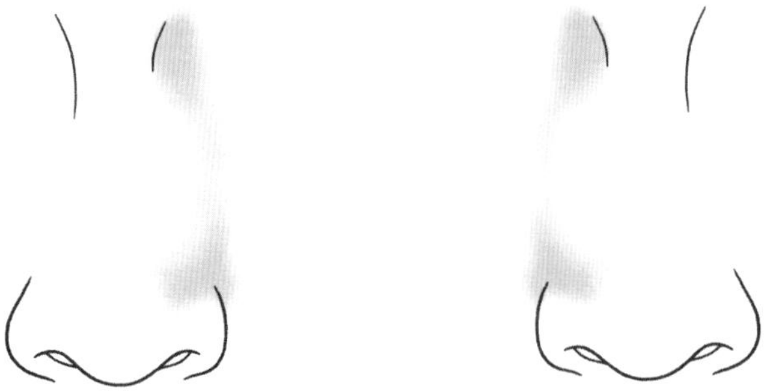

改善鼻炎和鼻塞的按摩

· 手指捏住鼻子扭轉90度約10秒。再捏住鼻子往反方向扭轉，重複同樣的動作。

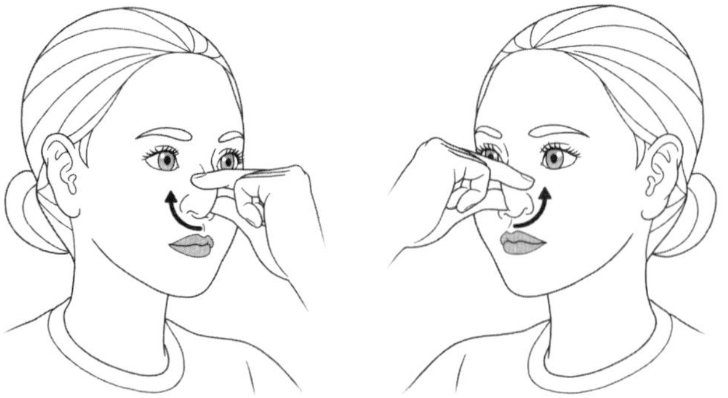

用茶沖洗鼻子之前，首先要準備一個小杯子，在裡面裝進粗茶。直接以鼻子把茶水吸進去無妨，但建議從市面上購買沖鼻器，更為方便。或者從十元商店購買附帶細長噴嘴的醬汁瓶等也可以。請自行發揮巧思，選擇合適的方法進行。

鹽茶水的濃度以1％為宜。因為這個濃度很接近人體體液的鹽分濃度（0．9％）。如果超過或低於這個濃度，鼻腔會感覺疼痛。另外，把溫度調得和體溫差不多，沖洗時就不會覺得不舒服了。

鼻子在東洋醫學上被歸於肺經，所以建議多吃有益肺部經絡的蓮藕。鼻炎和過敏通常脫不了關係，因此飲食上也要特別注意，甜食、乳製品、動物性食物都不可攝取過量。另外也不可攝取過量的水分。

用鹽茶沖洗鼻子的方法

❶準備36～37度的溫茶，加入適量的天然鹽，調配成濃度1％左右。

❷用鼻子吸入茶水，再從口中將茶吐出。

第 4 章

一眼看穿心思的裏望診

除了不適的徵兆，身體也會顯示許多訊息

正如前面已經提到「身體什麼都知道」，一旦身體的任何一處出現異常，即使自己毫無自覺，身體也一定會以某種形式向當事人發出訊號。望診法的目的就是為了及早發現並解讀這些徵兆，也就是本書所介紹的「面診法」。

另外，身體會顯現的不只是不適或疾病的徵兆。身體也會顯現一個人的性格、運勢與未來可能發生的事，所以也會運用在面相和手相等占卜。此外，一個人的心理狀態，有時候也會在本人渾然不覺的情況下反映在他的肢體動作。

本章要介紹的是身體不適與疾病之外，由天城流湯治法的創始人杉本鍊堂先生為我們解讀的「裏望診」。只要知道裏望診，等於得到探索對方在想什麼的線索，或許在人際關係的經營上能夠派上用場。或者能夠窺得只靠對方表面的說詞，並無法識破的內心真正想法。

不過請各位務必知悉，本書介紹的畢竟只是「有這樣的傾向」，準確率並不

是百分之百。請不要將之誤用，讓對方感到不愉快。如果能夠藉由本章的內容，讓各位對人的心理和身體的關係產生興趣，並且得到全新的發現，或者在需要識破對方真正想法時派上用場……總之，若能將之視為參考資料，而且在閱讀的過程中覺得有趣，我就覺得很欣慰了（以下內容由錸堂先生執筆）。

頭

●搔頭

出現「搔頭的右側」動作時，表示埋頭苦思卻沒有靈感。「搔頭的左側」表示計算有出入，數字對不起來。想不出好點子、數字對不起來的時候，正如字面上的意思，只能「抱頭」煩惱了。

眼睛

●閉眼睛聽人講話

三浦直樹小專欄

所謂的「三白」，意思是眼球的左右和上或下總計有三處看得到眼白的狀態。眼球在上，從下方露出眼白的狀態稱為「下三白」；眼球在下，從上方露出眼白的狀態稱為「上三白」。

根據長壽飲食法（以日本的傳統飲食為基礎，以糙米為主食的飲食法）的啟蒙者久司道夫先生的說法，下三白的人可能因為極端的思考或行動，導致致命的打擊，例如遭到誤解、攻擊、暗殺。舉例而言，同樣遭到暗殺的前美國總統約翰·甘迺迪、馬丁·路德·牧師，都屬於下三白。在壯志未酬的情況下就遭到暗殺應該可說是他們的共通點吧。

另外，對嬰幼兒和童年時期的孩子而言，上三白屬於很正常的狀態。但過了這段時期如果還是上三白，表示精神可能處於異常狀態，也可能做出異於常人的行為。

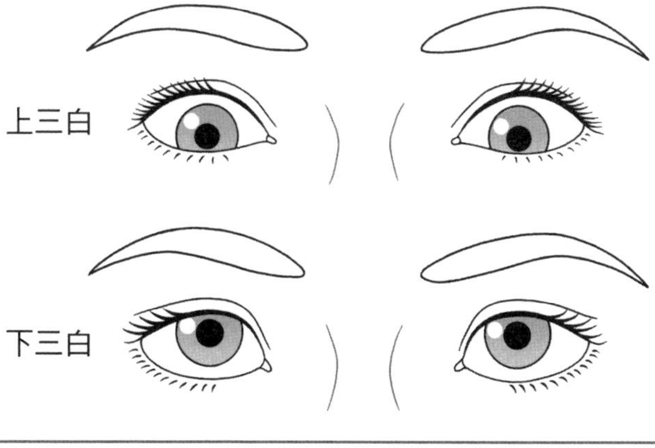

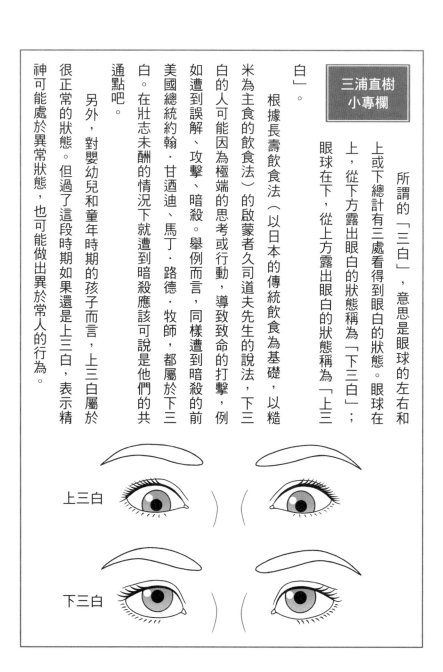

講話時閉上眼睛的人，表示正在探索對方內心的想法，或者無法理解對方。

●三白眼

黑眼珠的下方露出眼白的「下三白」，是懷有遠大理想的人。黑眼珠的上方露出眼白的是「上三白」。上三白的人據說傾向帶有攻擊性，而且缺乏自制力。

鼻子

●習慣搓鼻頭

講話時習慣搓鼻頭的人，有兩種可能性。如果不是想否定對方的意見，就是內心興奮激動。

●鼻子下方留鬍子

鼻子下方是表現出色慾的部位。有人認為在鼻子下方留鬍子的男性，是為了避免引起別人的反感。

耳朵

●耳朵頂端皮膚粗糙

右耳頂端的皮膚若顯得粗糙，表示感覺遲鈍，直覺也下降了。如果是左耳頂端變得粗糙，代表可能是經濟上出現危機，為錢所困。

口

●和人交談時會遮住嘴巴

和人交談時會遮住嘴巴的人，表示可能正努力想要理解對方說的話。

●講話時嘴角上揚

講話時嘴角上揚的人，講的可能大多是謊話。

●講話的聲音像含東西在嘴裡一樣模糊不清

用毫無說服力的理由替自己辯解時，經常會用這種方式說話。

●伸出舌頭舔嘴唇

和人講話時不時會伸出舌頭舔嘴唇的人，可能是內心緊張，或是抱著猥瑣的念頭。

從肢體動作解讀心理

●雙手交叉抱胸

聽人講話時雙手交叉抱胸的人，可能是想和對方保持適當距離，不想將對方的話照單全收。

●食指不停的上下移動

聽別人講話時，食指不停的在桌子上或大腿上動來動去的人，表示心裡正打算如何反駁對方的意見。

●腳尖像蛇一樣扭來扭去

聽人說話時，腳尖像蛇一樣扭來扭去的人，表示正想逐步了解對方說的內容。

●把手插在口袋裡

講話時把手插在口袋裡的人，可能是不想讓人看透自己的想法。

●兩手交叉環住後腦勺

和人講話時把兩手交叉環住後腦勺的人，表示對談話的內容感到厭煩。

讓你了解女人心！秘傳的裏望診

男性和女性接觸，且正好在和自己喜歡的類型的女性接觸時，想必一定會很在意對方的反應和想法。接下來為各位介紹遇到這種場合可以派上用場的望診法。但準確率並非百分之百，請當作參考就好。

●隨時妝容完整，外表充滿女人味

女性特質比較明顯的女性，傾向喜怒不形於色。她們習慣不動聲色，以免內心被人識破，所以她們通常會化妝，而且手盡量不去觸碰東西。

●伸出舌頭舔舐嘴角

講話時伸出舌頭舔舐嘴角的女性，表示她可能對對方有興趣。

●雙腳輪流翹腳

對話時把右腳翹在左腳上的人，表示她春心大動。如果把左腳翹在右腳之上，表示她對眼前的對象沒有興趣，心懷警戒之意。

●把手放在胸口

聽對方講話時把手放在胸口的女性，表示她的母性本能被激發了。

●搓手

講話講到一半開始搓手的人，表示她可能覺得對話很無聊。或許她很想趕快結束現在的話題。

結語

「天城流湯治法」的望診法和面診法在二〇〇八年確立完成。不過說到實際的運用，我頂多做到像帶有幾分預測未來的感覺，比如在看了別人的臉或身體之後，告訴對方「你的肝臟功能不太好吧」。不過，我的評論完全出於直覺，並沒有任何根據。即使對方要求我說明，我也只能老實告知「理由我也不清楚，但我看了你的臉和身體，就知道你的哪個部位出了狀況」。

然而，等到天城流湯治法具體被整理成冊，也出現想要拜師，成為入門弟子的人，再用「直覺」當作答案就說不過去了。除了我以外，如果實踐天城流湯治法的每一位指導者，都無法同樣做出精準判斷，指出身體惡化的部分就沒有意義了。因此我才會針對每項臟器和疾病，歸納出身懷該項問題的人，臉部和身體具備哪些特徵，把我獨創的望診法和面診法將以系統化。

我原本是個甜點師，在伊豆開店。靈修活動在伊豆很盛行；在朋友的邀約之下，我也參加了各種療法的學習課程。有一次我參加了長壽飲食法（以日本的傳統飲食為基礎，以糙米為主食的飲食法）的講習會，在此契機之下，我從一九九四～二〇〇二年這八年的時間，一直擔任久司道夫老師的助理。

我從上述經歷培養的感性，目前仍讓我受用良多。但是，天城流湯治法的理論完全迥異於這些知識和技術。理由在於，我的作法是以之前所學為基礎，再加上自己獨創的全新內容。我在把望診法和面診法加以系統化的時候，也完全沒有參考其他文獻等資料。

之後，成為天城流湯治法的指導者的三浦直樹醫師，把我加以系統化的天城流湯治法應用在臨床上，這也等於讓我得到了背書，證明了「實際上這些理論都是對的」。

目前成為天城流湯治法指導者的醫師共有44位。我想以民間療法而言，應該找不到其他更受醫師支持的療法了。我依靠個人的直覺，以身體的機制為出發點，從事健康諮詢、建議的工作，但卻有具備國考資格的醫師們，願意替天城流湯治法的理論背書。我想，與其聽我個人的片面之詞，知道醫師不但贊同，而且也親身實踐，大家也會更有信心吧。如果親身實踐的人因此愈來愈多，身體也重拾健康，就是我最大的欣慰。

相對的，從醫師們的立場而言，在改善患者的症狀方面，天城流湯治法確實發揮了明顯的效果。據說許多實踐的人，都親身體會到成效。醫師們即使按照現代醫學的方針治療，目前在面對某些種類的疾病時，治療效果時常不如預期，只覺得無能為力，束手無策。但為了拯救為疾病所苦的病人們，醫師們還是不改其志，背負著拯救病人的重任繼續努力。

說到天城流湯治法的優點，正如前述，是依照我的直覺所編寫而成。以現代醫學的觀點而言，或許缺乏充分的論據與嚴密的論證。儘管如此，令人不可思議的是，實踐之後症狀真的獲得改善；靠著幾個小動作，身體卻產生極大的變化。對深知現代醫學有其極限的醫師而言，比起理論，更重要的是看到效果。讓我引以為傲的是，這也是為何有那麼多醫師會支持天城流湯治法的重要理由。

這次透過三浦醫師的執筆，能夠把天城流湯治法的面診法彙集成冊，實在讓我覺得受寵若驚。我也衷心期待天城流湯治法今後能得到更大力的推廣，造福更多的人。

我出生於一九五〇年，到了二〇二〇年就滿70歲了。以我的年齡而言，屬於標準的團塊世代。出生率較其他世代顯得鶴立雞群的團塊世代（指一九四七～一九四九年戰後嬰兒潮時期出生的人），接下來將面臨高齡化的問題；只要多一個人無法保持身體健康，醫療支出等問題對國家將會造成嚴重的財政負擔。為了避免讓年輕世代承受如此沉重的負擔，以及讓我們這個世代的人能夠無病無痛、快快樂樂地度過接下來的人生，保持健康無疑會成為最大的關鍵。為了達到這個目標，我們必須在日常生活中，養成與自己的身體對話與商量的習慣。

尤其是團塊世代的朋友們，為了確保自己將來能健康老去，請學會如何自我保健的方法。我相信實際嘗試天城流湯治法的方法以後，一定讓很多人跌破眼鏡「真的嗎？用這麼簡單的方法就能改變身體？」相信三浦醫師向各位推薦的飲食建議和生活改善方法，也能夠發揮調理體質的作用。

當然，本書介紹的是適用於每一個年齡層的健康法。我衷心期盼有更多人能夠活用本書介紹的面診法和自我保健法，讓人生從此變得更加充實、更有意義。

天城流湯治法創始人

杉本錬堂

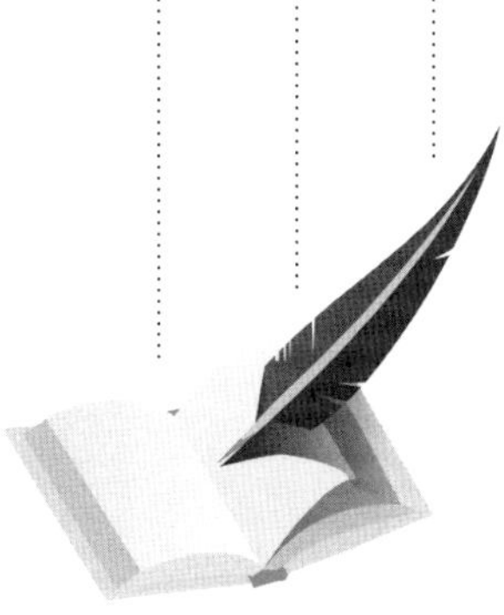

Note

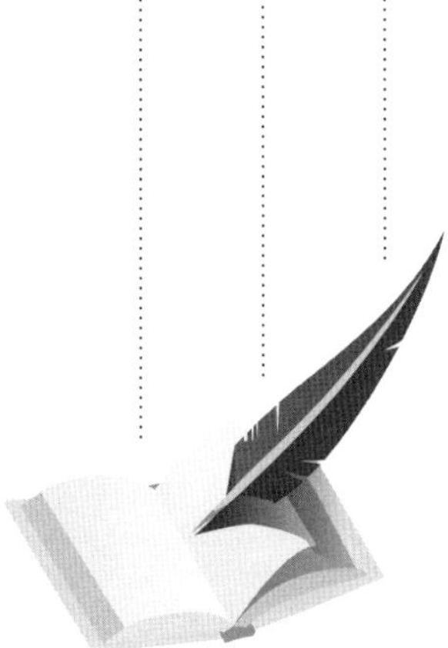

Note

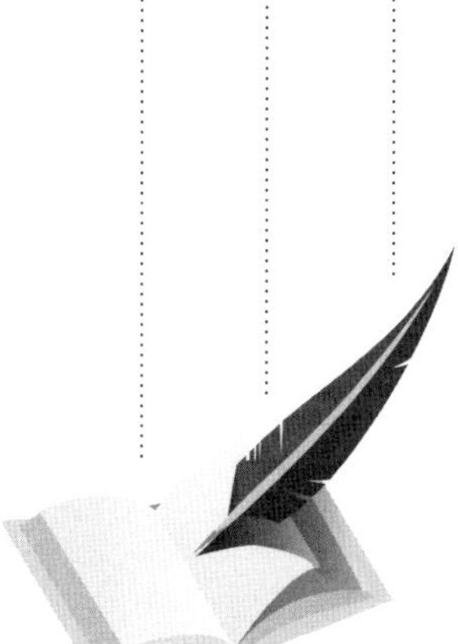

國家圖書館出版品預行編目資料

日本醫師的奇蹟面診法：教你由面相看疾病/ 三浦直樹著. -- 初版. -- 新北市 : 世茂, 2019.05
面； 公分 -- (生活健康 ; B459)
ISBN 978-957-8799-76-9(平裝)

1.望診 2.臉 3.健康法

413.241 108004257

生活健康 B459

日本醫師的奇蹟面診法
教你由面相看疾病

作　　者／三浦直樹
協　　助／杉本錬堂
譯　　者／藍嘉楹
主　　編／陳文君
責任編輯／曾沛琳
封面設計／林芷伊
出 版 者／世茂出版有限公司
地　　址／(231)新北市新店區民生路19號5樓
電　　話／(02)2218-3277
傳　　真／(02)2218-3239（訂書專線）、(02)2218-7539
劃撥帳號／19911841
戶　　名／世茂出版有限公司
世茂官網／www.coolbooks.com.tw
排版製版／辰皓國際出版製作有限公司
印　　刷／祥新印刷股份有限公司
初版一刷／2019年5月
ＩＳＢＮ／978-957-8799-76-9
定　　價／320元

Printed in Taiwan